10-Minuten-Kochbuch zur Diabetikerdiät für Anfänger

30 leckere und einfache Rezepte mit wenig Zucker und Kohlenhydraten für Typ-1- und Typ-2-Diabetes mit 21-Tage-Ernährungsplan

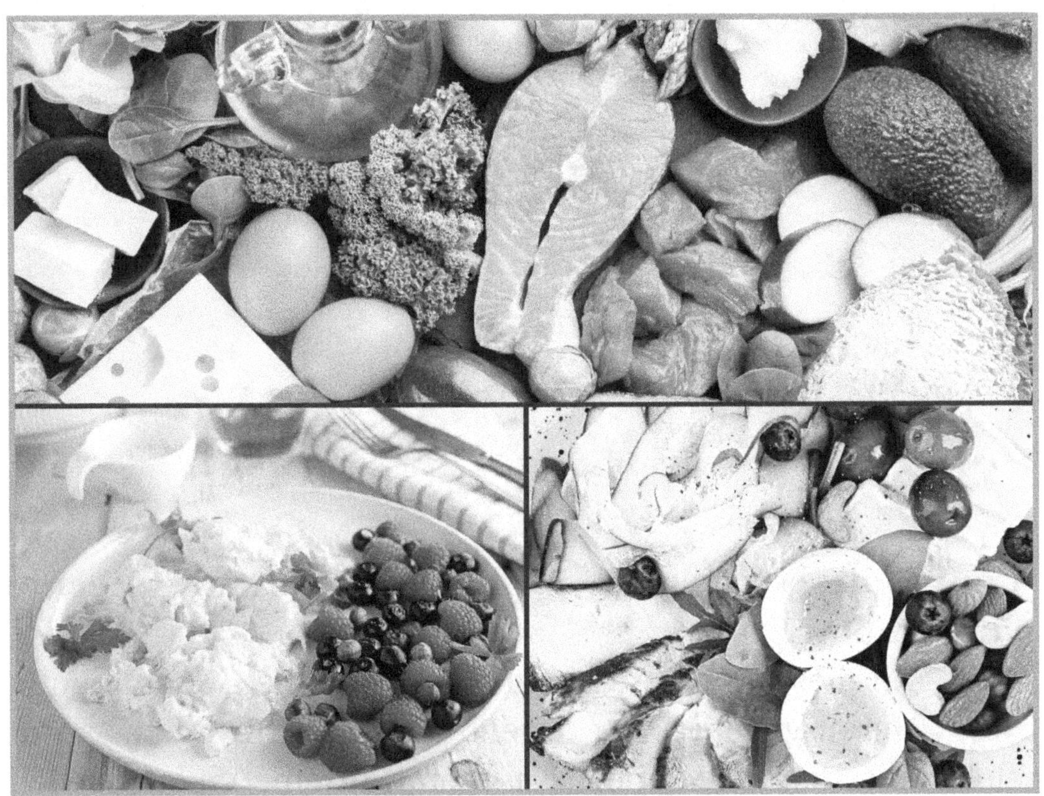

Dr. Mitchell Baxter

Inhalt

Einführung

Als bei mir Typ-2-Diabetes diagnostiziert wurde, war ich überwältigt von den Veränderungen, die ich in meinem Lebensstil vornehmen musste, insbesondere in Bezug auf meine Ernährung. Als jemand, der immer Trost und Freude am Kochen gefunden hatte, schien mir der Gedanke, meine Lieblingsrezepte aufzugeben, entmutigend. Als ich das erste Mal mit einer neuen Reihe von Ernährungseinschränkungen in meine Küche kam, fühlte ich mich verloren und uninspiriert. Ich erinnere mich, wie ich dort stand, in meine Speisekammer starrte und mich fragte, wie ich jemals Mahlzeiten zubereiten sollte, die sowohl köstlich als auch für Diabetiker geeignet waren.

Als ich eines Nachmittags alte Familienrezepte durchblätterte, stieß ich auf eine handgeschriebene Notiz meiner Großmutter. Es war ein Rezept für ihr berühmtes Gemüsepfannengericht, das sie jeden Sonntag zubereitete, wenn wir ihre gemütliche Küche besuchten. Der Duft von Knoblauch und Ingwer, der in der Pfanne brutzelte, erfüllte das Haus und ließ mir vor Vorfreude das Wasser im Mund zusammenlaufen. Diese Erinnerung weckte eine Idee: Was wäre, wenn ich diese beliebten Rezepte an etwas anpassen könnte, das meinen neuen Ernährungsbedürfnissen entspricht?

Mit Entschlossenheit und ein wenig Experimentierfreude begann ich, diese liebgewonnenen Rezepte in schnelle, gesunde und schmackhafte Gerichte umzuwandeln. Jeder Erfolg erfüllte mich mit einem Erfolgserlebnis und brachte mir die Freude am Kochen zurück. Mir wurde klar, dass die

Bewältigung von Diabetes nicht bedeutete, auf Geschmack zu verzichten oder Stunden in der Küche zu verbringen. Es ging darum, eine Balance zu finden, kluge Entscheidungen zu treffen und – am wichtigsten – den Prozess zu genießen.

Dieses Kochbuch ist der Höhepunkt meiner Reise. Es enthält 30 einfache, zucker- und kohlenhydratarme Rezepte, die in nur 10 Minuten zubereitet werden können. Diese Rezepte sollen Ihnen nicht nur dabei helfen, Ihren Diabetes in den Griff zu bekommen, sondern auch, Ihre Mahlzeiten wieder spannend und befriedigend zu gestalten. Ich habe einen 21-tägigen Speiseplan beigefügt, der Ihnen den Einstieg erleichtert und eine Vielzahl von Optionen bietet, um Ihren Gaumen zu erfreuen.

Hinter jedem Rezept in diesem Buch steckt eine Geschichte, die von meinen persönlichen Erfahrungen und den Menschen inspiriert ist, die mich dabei unterstützt haben. Vom herzhaften Frühstück, das mich durch den Morgen bringt, bis zum gemütlichen Abendessen, das meinen Tag mit einem guten Gefühl ausklingen lässt, wurde jedes Gericht mit Sorgfalt und Liebe zubereitet.

Begleiten Sie mich auf dieser kulinarischen Reise, auf der wir gemeinsam die köstlichen Möglichkeiten einer diabetikerfreundlichen Ernährung erkunden. Ich hoffe, diese Rezepte inspirieren Sie genauso wie mich und beweisen, dass gesunde Ernährung schnell, einfach und vor allem unglaublich sättigend sein kann.

Willkommen beim „10-Minuten-Kochbuch zur Diabetikerdiät für Anfänger". Fangen wir mit dem Kochen an!

Zu verzehrende oder zu vermeidende Lebensmittel bei einer 10-minütigen Diabetikerdiät

Zu verzehrende Lebensmittel

1. Nicht stärkehaltiges Gemüse: Dies sind Ihre besten Freunde bei einer Diabetikerdiät. Es enthält wenig Kalorien und Kohlenhydrate, aber viele Vitamine, Mineralien und Ballaststoffe. Beispiele hierfür sind Spinat, Grünkohl, Brokkoli, Blumenkohl, Paprika und Gurken. Sie verleihen Ihren Mahlzeiten Volumen und Nährstoffe, ohne Ihren Blutzuckerspiegel wesentlich zu beeinflussen.

2. Magere Proteine: Es ist wichtig, magere Proteine wie Hähnchenbrust, Pute, Tofu, Eier und Fisch in Ihre Ernährung aufzunehmen. Diese Proteine sorgen dafür, dass Sie satt bleiben und Ihren Blutzuckerspiegel stabilisieren. Fisch, der reich an Omega-3-Fettsäuren ist, wie Lachs und Makrele, ist besonders gut für die Herzgesundheit.

3. Vollkorn: Vollkorn ist im Vergleich zu raffiniertem Getreide eine bessere Option, da es mehr Ballaststoffe und Nährstoffe enthält. Quinoa, brauner Reis, Haferflocken und Vollkornnudeln sind eine ausgezeichnete Wahl. Sie liefern anhaltende Energie und helfen, den Blutzuckerspiegel effektiver zu regulieren.

4. Gesunde Fette: Nicht alle Fette sind schlecht. Gesunde Fette in Avocados, Nüssen, Samen und Olivenöl können helfen, Ihren Cholesterinspiegel zu verbessern und wichtige

Fettsäuren zu liefern. Allerdings ist die Portionskontrolle entscheidend, da Fette kalorienreich sind.

5. Fettarme Milchprodukte: Integrieren Sie fettarme oder fettfreie Milchprodukte wie Milch, Joghurt und Käse in Ihre Ernährung. Diese sind gute Kalzium- und Proteinquellen. Insbesondere griechischer Joghurt ist aufgrund seines hohen Proteingehalts eine fantastische Option.

6. Hülsenfrüchte und Bohnen: Bohnen, Linsen und Kichererbsen sind hervorragende Quellen für Ballaststoffe, Proteine und wichtige Nährstoffe. Sie haben einen niedrigen glykämischen Index, was bedeutet, dass sie den Blutzuckerspiegel langsamer und allmählicher beeinflussen.

7. Beeren und Zitrusfrüchte: Während Früchte natürlichen Zucker enthalten, haben Beeren (wie Erdbeeren, Blaubeeren und Himbeeren) und Zitrusfrüchte (wie Orangen und Grapefruits) einen relativ geringen Zuckergehalt und einen hohen Gehalt an Ballaststoffen und Antioxidantien. Diese können in Maßen verzehrt werden.

Lebensmittel zu vermeiden

1. Zuckerhaltige Lebensmittel und Getränke: Dazu gehören Süßigkeiten, Bonbons, Kuchen, Kekse und zuckerhaltige Getränke wie Limonade und Fruchtsäfte. Diese Dinge lassen den Blutzuckerspiegel schnell ansteigen und sollten vermieden oder nur sehr sparsam konsumiert werden.

2. Raffinierte Kohlenhydrate: Weißbrot, weißer Reis und Nudeln aus raffiniertem Mehl haben einen hohen glykämischen Index und können zu erheblichen Blutzuckerspitzen führen. Entscheiden Sie sich stattdessen für Vollkornalternativen.

3. Transfette: Transfette sind in vielen verarbeiteten Lebensmitteln, Backwaren und frittierten Lebensmitteln enthalten und können den Cholesterinspiegel erhöhen und das Risiko einer Herzerkrankung steigern. Überprüfen Sie immer die Lebensmitteletiketten und vermeiden Sie alles mit „teilweise gehärteten Ölen".

4. Fettreiches Fleisch: Fette Stücke von Rind, Schwein und Lamm sowie verarbeitetes Fleisch wie Wurst und Speck können reich an gesättigten Fetten und Natrium sein. Diese können Ihr Risiko für Herzerkrankungen erhöhen und sollten nur in Maßen verzehrt werden.

5. Vollfette Milchprodukte: Vollmilch, Sahne und Vollfettkäse enthalten viel gesättigtes Fett und können sich negativ auf Ihre Herzgesundheit auswirken. Wählen Sie stattdessen fettarme oder fettfreie Varianten.

6. Verarbeitete Snacks: Chips, Cracker und andere abgepackte Snacks enthalten oft große Mengen ungesunder Fette, Natrium und raffinierter Kohlenhydrate. Sie bieten wenig Nährwert und können zu Blutzuckerspitzen führen.

7. Gesüßte Frühstückscerealien: Viele Frühstückscerealien sind voller Zucker, sogar solche, die gesund erscheinen. Lesen Sie die Etiketten sorgfältig durch und wählen Sie Optionen mit hohem Ballaststoffgehalt und wenig zugesetztem Zucker.

8. **Alkohol:** Alkoholische Getränke können die Blutzuckerkontrolle beeinträchtigen und Wechselwirkungen mit Diabetesmedikamenten haben. Wenn Sie trinken, tun Sie dies in Maßen und mit Essen, um die Auswirkungen auf Ihren Blutzuckerspiegel zu kontrollieren.

Bei der Einhaltung einer 10-Minuten-Diät für Diabetiker geht es darum, kluge Lebensmittel auszuwählen, die sich schnell zubereiten lassen und sich positiv auf die Regulierung des Blutzuckerspiegels auswirken. Konzentrieren Sie sich auf vollwertige, unverarbeitete Lebensmittel, die reich an Ballaststoffen, magerem Eiweiß und gesunden Fetten sind, und vermeiden Sie zuckerhaltige, raffinierte und fettreiche Lebensmittel. Dieser Ansatz unterstützt nicht nur ein besseres Diabetesmanagement, sondern fördert auch die allgemeine Gesundheit und das Wohlbefinden.

Wesentliche Vorteile eines 10-minütigen Diabetikerdiät-Kochbuchs für Anfänger

1. Verbesserte Blutzuckerkontrolle

Einer der wichtigsten Vorteile einer 10-Minuten-Diät für Diabetiker ist die verbesserte Kontrolle des Blutzuckerspiegels. Die Rezepte in diesem Kochbuch sind speziell auf einen geringen Zucker- und Kohlenhydratgehalt ausgelegt, wodurch Blutzuckerspitzen vermieden werden. Eine konsequente Kontrolle des Blutzuckerspiegels ist für die Behandlung von Typ-1- und Typ-2-Diabetes von entscheidender Bedeutung und kann das Risiko von Komplikationen wie Neuropathie, Retinopathie und Herz-Kreislauf-Erkrankungen verringern.

2. Zeiteffizienz

Die 10-minütige Zubereitungszeit für jedes Rezept ist ideal für Personen mit vollem Terminkalender. Egal, ob Sie Arbeit, Familie oder andere Verpflichtungen unter einen Hut bringen müssen, mit diesem Kochbuch können Sie schnell und effizient gesunde, diabetikerfreundliche Mahlzeiten zubereiten. Diese Zeiteffizienz macht es einfacher, sich an einen gesunden Ernährungsplan zu halten, da der Bequemlichkeitsfaktor die Versuchung ausschließt, sich für weniger gesundes Fast Food oder Fertiggerichte zu entscheiden.

3. Nährstoffreiche Mahlzeiten

Jedes Rezept im Kochbuch ist nährstoffreich und stellt sicher, dass Sie mit jeder Mahlzeit eine Vielzahl wichtiger Vitamine, Mineralien und Antioxidantien erhalten. Diese Nährstoffe sind für die allgemeine Gesundheit von entscheidender Bedeutung und können die Immunfunktion unterstützen, Entzündungen reduzieren und für ein besseres Energieniveau sorgen. Eine ausgewogene, nährstoffreiche Ernährung kann auch bei der Behandlung anderer Gesundheitsprobleme helfen, die häufig mit Diabetes in Verbindung gebracht werden, wie Bluthochdruck und hoher Cholesterinspiegel.

4. Gewichtskontrolle

Viele Diabetiker haben Probleme mit der Gewichtskontrolle, was die Blutzuckerkontrolle noch schwieriger machen kann. Die Rezepte in diesem Kochbuch sind kalorienarm und dennoch sättigend, dank der Verwendung ballaststoffreicher Zutaten und magerer Proteine. Diese Kombination sorgt dafür, dass Sie sich länger satt fühlen, die Wahrscheinlichkeit von Überessen verringert und beim Abnehmen oder Halten des Gewichts hilft. Die Aufrechterhaltung eines gesunden Gewichts ist wichtig, um die Insulinempfindlichkeit zu verbessern und Diabetes effektiv zu behandeln.

5. Herzgesundheit

Eine Diabetikerdiät deckt sich oft mit den Grundsätzen einer herzgesunden Ernährung. Die Rezepte in diesem Kochbuch konzentrieren sich auf magere Proteine, gesunde Fette und Vollkornprodukte, während ungesunde Fette und raffinierter Zucker auf ein Minimum reduziert werden. Dieser Ansatz unterstützt die Herz-Kreislauf-Gesundheit, indem er hilft, das schlechte Cholesterin (LDL) zu senken und das gute

Cholesterin (HDL) zu erhöhen, was letztendlich das Risiko einer Herzerkrankung verringert, die eine häufige Komplikation von Diabetes ist.

6. Verbesserte Energieniveaus

Eine ausgewogene Ernährung mit der richtigen Nährstoffmischung kann Ihr Energieniveau deutlich steigern. Die Rezepte sind so konzipiert, dass sie den ganzen Tag über anhaltende Energie liefern, ohne die Höhen und Tiefen zu verursachen, die mit der Aufnahme von Zucker und raffinierten Kohlenhydraten verbunden sind. Diese stetige Energieversorgung hilft Ihnen, aktiv und produktiv zu bleiben, was wiederum zu Ihrem allgemeinen Wohlbefinden beiträgt.

7. Einfache Einführung

Die Einfachheit und die schnelle Zubereitungszeit der Rezepte machen es Anfängern leicht, die Diät zu übernehmen und durchzuhalten. Diese Benutzerfreundlichkeit verringert den Einschüchterungsfaktor, der oft mit Ernährungsumstellungen verbunden ist. Mit seinen unkomplizierten, leicht verständlichen Rezepten gibt Ihnen dieses Kochbuch die Möglichkeit, Ihre Ernährung und Gesundheit selbstbewusst in die Hand zu nehmen.

8. Verbesserte kulinarische Fähigkeiten

Mit diesem Kochbuch können Sie Ihre Kochkünste weiterentwickeln und verbessern. Jedes Rezept ist einfach und dennoch lehrreich gestaltet und vermittelt Ihnen neue Techniken und Zutatenkombinationen, die Sie auch außerhalb der bereitgestellten Rezepte verwenden können. Dieser kompetenzbildende Aspekt kann Ihr Selbstvertrauen in der Küche stärken und Sie dazu ermutigen, mit der Zubereitung Ihrer eigenen gesunden Mahlzeiten zu experimentieren.

9. Community und Support

Das Befolgen eines strukturierten Diätplans, insbesondere eines auf Anfänger zugeschnittenen, geht oft mit einem Gefühl der Gemeinschaft und Unterstützung einher. Wenn Sie Ihre Erfahrungen mit anderen teilen, die das Kochbuch ebenfalls verwenden, kann dies motivierend und ermutigend sein. Diese gemeinsame Erfahrung kann die Ernährungsumstellung angenehmer und weniger isolierend machen.

10. Langfristige gesundheitliche Vorteile

Wenn Sie die Ernährungsrichtlinien und Rezepte in diesem Kochbuch konsequent befolgen, werden Sie wahrscheinlich langfristige gesundheitliche Vorteile erzielen. Dazu gehören eine bessere allgemeine Gesundheit, ein geringeres Risiko für diabetesbedingte Komplikationen und eine verbesserte Lebensqualität. Die frühzeitige Etablierung gesunder Essgewohnheiten legt eine solide Grundlage für die kontinuierliche Diabetesbehandlung und langfristiges Wohlbefinden.

So befolgen Sie eine 10-minütige Diabetikerdiät

1. Planen Sie im Voraus

Planung ist der Schlüssel zum Erfolg bei der 10-Minuten-Diät für Diabetiker. Beginnen Sie mit der

Erstellung eines wöchentlichen Speiseplans anhand der Rezepte aus dem Kochbuch. Erstellen Sie eine Einkaufsliste mit allen Zutaten, die Sie für die Woche benötigen. Diese Vorbereitung stellt sicher, dass Sie alles zur Hand haben und verringert die Versuchung, sich für ungesunde Alternativen zu entscheiden.

2. Füllen Sie Ihre Speisekammer

Halten Sie Ihre Speisekammer mit wichtigen, für Diabetiker geeigneten Zutaten gefüllt. Lebensmittel wie Vollkornprodukte (Quinoa, brauner Reis), Bohnen in Dosen, Linsen, Nüsse, Samen und natriumarme Brühe sind Grundnahrungsmittel, die in vielen Rezepten verwendet werden können. Eine gut gefüllte Speisekammer ermöglicht es Ihnen, schnell Mahlzeiten zuzubereiten, ohne in den Laden rennen zu müssen.

3. Im Voraus vorbereiten

Nehmen Sie sich am Anfang der Woche etwas Zeit für die Essensvorbereitung. Schneiden Sie Gemüse, portionieren Sie Proteine und kochen Sie Getreide im Voraus. Bewahren Sie diese vorbereiteten Zutaten in luftdichten Behältern im Kühlschrank auf. Durch diese Vorbereitung können Sie Ihre Mahlzeiten noch schneller zusammenstellen und sicherstellen, dass die Zubereitung wirklich nur 10 Minuten dauert.

4. Portionskontrolle einhalten

Portionskontrolle ist für die Behandlung von Diabetes entscheidend. Verwenden Sie Messbecher oder eine Küchenwaage, um sicherzustellen, dass Sie angemessene Portionsgrößen zu sich nehmen. Die Rezepte im Kochbuch geben Portionsgrößen an, die Ihnen als Orientierung dienen.

Das Essen der richtigen Menge hilft dabei, den Blutzuckerspiegel zu kontrollieren und unterstützt die Gewichtskontrolle.

5. Ausgewogene Mahlzeiten

Streben Sie ausgewogene Mahlzeiten an, die eine Mischung aus nicht stärkehaltigem Gemüse, magerem Eiweiß und gesunden Fetten enthalten. Jedes Rezept im Kochbuch ist so konzipiert, dass es eine ausgewogene Nährstoffmischung bietet, die den Blutzuckerspiegel reguliert und Sie satt und zufrieden hält. Eine Mahlzeit könnte beispielsweise eine Portion gegrillte Hühnerbrust, eine Beilage gedünsteten Brokkoli und eine kleine Portion Quinoa enthalten.

6. Flüssigkeitszufuhr

Eine ausreichende Flüssigkeitszufuhr ist wichtig für die allgemeine Gesundheit und kann helfen, den Blutzuckerspiegel zu regulieren. Trinken Sie den ganzen Tag über viel Wasser. Vermeiden Sie zuckerhaltige Getränke und beschränken Sie Ihren Konsum koffeinhaltiger Getränke, da diese den Flüssigkeitshaushalt beeinträchtigen können. Kräutertees und mit Zitronen-, Gurken- oder Beerenscheiben aromatisiertes Wasser sind gute Alternativen.

7. Bewusstes Essen

Üben Sie bewusstes Essen, indem Sie darauf achten, was und wie viel Sie essen. Setzen Sie sich an den Tisch, ohne Ablenkungen wie Fernseher oder Telefon. Kauen Sie Ihr Essen gründlich und genießen Sie jeden Bissen. Diese Übung kann Ihnen helfen, Ihre Mahlzeiten mehr zu genießen und zu erkennen, wann Sie satt sind, wodurch Sie übermäßiges Essen vermeiden.

8. Überwachen Sie Ihren Blutzucker

Überwachen Sie regelmäßig Ihren Blutzuckerspiegel, um zu verstehen, wie sich verschiedene Nahrungsmittel auf Sie auswirken. Wenn Sie neben Ihren Blutzuckerwerten auch ein Ernährungstagebuch führen, können Sie Muster erkennen und Ihre Ernährung entsprechend anpassen. Teilen Sie diese Informationen Ihrem Arzt mit, um eine individuelle Beratung zu erhalten.

9. Integrieren Sie körperliche Aktivität

Körperliche Aktivität spielt bei der Behandlung von Diabetes eine wichtige Rolle. Integrieren Sie regelmäßige Bewegung in Ihren Alltag, beispielsweise Gehen, Schwimmen oder Yoga. Streben Sie mindestens 150 Minuten mäßig intensive Bewegung pro Woche an. Körperliche Aktivität hilft, die Insulinempfindlichkeit und die allgemeine Blutzuckerkontrolle zu verbessern.

10. Suchen Sie Unterstützung

Ein Unterstützungssystem kann einen großen Unterschied machen. Treten Sie einer Diabetes-Selbsthilfegruppe bei, entweder persönlich oder online, wo Sie Erfahrungen, Tipps und Ermutigungen austauschen können. Familie und Freunde können Ihnen ebenfalls Unterstützung bieten, indem sie gemeinsam mit Ihnen gesunde Ernährung und Bewegung fördern.

11. Bleiben Sie konsequent

Beständigkeit ist der Schlüssel zum Erfolg jeder Diät. Halten Sie sich so weit wie möglich an Ihren Ernährungsplan, aber seien Sie flexibel. Wenn Sie sich gelegentlich etwas gönnen oder einen schlechten Tag haben, lassen Sie sich nicht entmutigen. Kommen Sie mit Ihrer nächsten Mahlzeit wieder auf den richtigen Weg und denken Sie daran, dass langfristige Gewohnheiten wichtiger sind als gelegentliche Ausrutscher.

12. Experimentieren und genießen

Kochen sollte Spaß machen, auch bei einer Diabetikerdiät. Verwenden Sie die Rezepte im Kochbuch als Grundlage und experimentieren Sie nach Belieben mit verschiedenen Kräutern, Gewürzen und Zutaten, um Ihren Geschmacksvorlieben gerecht zu werden. Je mehr Sie Ihre Mahlzeiten genießen, desto wahrscheinlicher ist es, dass Sie die Diät einhalten.

Das Befolgen einer 10-Minuten-Diät für Diabetiker erfordert eine Kombination aus Planung, Vorbereitung, bewusstem Essen und regelmäßiger Überwachung. Durch die Umsetzung dieser Strategien können Sie Ihren Diabetes effektiv behandeln und gleichzeitig schnelle, köstliche und nahrhafte Mahlzeiten genießen.

20 gesunde Einkaufszutaten für eine 10-minütige Diabetikerdiät

1. Blattgemüse

Blattgemüse wie Spinat, Grünkohl und Mangold enthalten wenig Kohlenhydrate und Kalorien, dafür aber viele Ballaststoffe, Vitamine und Mineralien. Sie sind vielseitig einsetzbar und können in Salaten, Smoothies oder sautiert als Beilage verwendet werden.

2. Brokkoli

Brokkoli ist ein nicht stärkehaltiges Gemüse, das reich an Ballaststoffen und den Vitaminen C und K ist. Es schmeckt hervorragend gedünstet, geröstet oder als Beilage zu Pfannengerichten und Suppen.

3. Paprika

Paprika sind bunt, kohlenhydratarm und reich an Vitamin A und C. Sie verleihen Salaten, Pfannengerichten und Fajitas Biss und Süße.

4. Beeren

Beeren wie Erdbeeren, Blaubeeren und Himbeeren enthalten wenig Zucker, dafür aber viele Ballaststoffe und Antioxidantien. Sie eignen sich hervorragend als Ergänzung zu Joghurt, Haferbrei oder als Snack.

5. Avocado

Avocados sind eine Quelle gesunder Fette, Ballaststoffe und Kalium. Sie können Salaten beigefügt, zu Guacamole verarbeitet oder auf Vollkorntoast gestrichen werden.

6. Magere Proteine

Hähnchenbrust, Truthahn, Tofu und Fisch wie Lachs und Thunfisch sind hervorragende Quellen für mageres Eiweiß. Sie sorgen für ein sattes Sättigungsgefühl und erhalten die Muskelmasse.

7. Eier

Eier sind eine vielseitige und preiswerte Quelle für hochwertiges Protein. Sie können gekocht, gerührt, pochiert oder in verschiedenen Gerichten verwendet werden.

8. Griechischer Joghurt

Griechischer Joghurt hat einen hohen Proteingehalt und kann in Smoothies, als Basis für Dressings oder mit einigen Beeren und Nüssen als Snack verwendet werden.

9. Quinoa

Quinoa ist ein Vollkorngetreide mit hohem Protein- und Ballaststoffgehalt. Es lässt sich schnell kochen und kann als Basis für Salate, Bowls oder als Beilage verwendet werden.

10. Brauner Reis

Brauner Reis ist ein Vollkorngetreide, das nährstoffreicher ist als weißer Reis. Er eignet sich hervorragend als Beilage oder kann für Pfannengerichte und Getreideschalen verwendet werden.

11. Vollkornbrot

Vollkornbrot enthält mehr Ballaststoffe und Nährstoffe als Weißbrot. Es eignet sich gut für Sandwiches und Toast.

12. Bohnen und Linsen

Bohnen und Linsen in Dosen oder getrocknet sind reich an Ballaststoffen, Proteinen und wichtigen Nährstoffen. Sie können Suppen, Eintöpfen, Salaten und Beilagen hinzugefügt werden.

13. Nüsse und Samen

Mandeln, Walnüsse, Chiasamen und Leinsamen sind Quellen für gesunde Fette, Ballaststoffe und Proteine. Sie können zu Joghurt oder Salaten hinzugefügt oder als Snack gegessen werden.

14. Olivenöl

Olivenöl ist ein gesundes Fett, das zum Kochen, für Dressings oder zum Beträufeln von Gemüse verwendet werden kann. Es ist herzgesund und verleiht Gerichten Geschmack.

15. Natriumarme Brühe

Hühner-, Rinder- oder Gemüsebrühe mit niedrigem Natriumgehalt kann als Grundlage für Suppen, Eintöpfe und Saucen verwendet werden und verleiht Geschmack ohne übermäßigen Natriumgehalt.

16. Knoblauch und Zwiebeln

Knoblauch und Zwiebeln verleihen Gerichten Geschmack, ohne dass sie viele Kalorien oder Kohlenhydrate enthalten. Sie sind außerdem für ihre gesundheitsfördernden Eigenschaften bekannt und können in zahlreichen Rezepten verwendet werden.

17. Tomaten

Tomaten enthalten wenig Kohlenhydrate, sind aber reich an Vitamin C und K. Sie können in Salaten, Soßen und Suppen verwendet werden und sorgen für Farbe und Nährstoffe.

18. Gurken

Gurken sind hydratisierend, kalorienarm und verleihen Salaten und Sandwiches einen erfrischenden Biss. Sie können auch als Basis für Dips verwendet werden.

19. Süßkartoffeln

Süßkartoffeln enthalten mehr Ballaststoffe und Vitamine als normale Kartoffeln. Sie können gebacken, püriert oder zu Suppen und Eintöpfen hinzugefügt werden.

20. Kräuter und Gewürze

Frische oder getrocknete Kräuter und Gewürze wie Basilikum, Koriander, Kreuzkümmel und Kurkuma können den Geschmack Ihrer Gerichte verbessern, ohne Kalorien oder Kohlenhydrate hinzuzufügen. Sie bieten auch verschiedene gesundheitliche Vorteile.

Wenn Sie Ihre Küche mit diesen 20 gesunden Zutaten füllen, haben Sie alles Wichtige für schnelle, nahrhafte und leckere Mahlzeiten. Diese Zutaten sind vielseitig und können auf zahlreiche Arten kombiniert werden, damit Ihre Mahlzeiten interessant und sättigend bleiben und Sie Ihren Diabetes effektiv in den Griff bekommen.

Komplikationen, wenn nicht die richtige Ernährung eingehalten wird

1. Schlechte Blutzuckerkontrolle

Eine falsche Ernährung kann zu einer schlechten Blutzuckerkontrolle führen, was zu Hyperglykämie (hoher Blutzucker) oder Hypoglykämie (niedriger Blutzucker) führen kann. Anhaltende Hyperglykämie kann ernsthafte Komplikationen verursachen, während Hypoglykämie zu gefährlichen Symptomen wie Schwindel, Verwirrtheit und sogar Bewusstlosigkeit führen kann.

2. Herz-Kreislauf-Erkrankungen

Eine Ernährung mit vielen ungesunden Fetten, Zucker und raffinierten Kohlenhydraten kann das Risiko für Herz-Kreislauf-Erkrankungen wie Herzinfarkt, Schlaganfall und Bluthochdruck erhöhen. Diabetiker haben bereits ein höheres Risiko für Herzerkrankungen, und eine schlechte Ernährung kann dieses Risiko noch verstärken, indem sie den schlechten Cholesterinspiegel (LDL) und die Triglyceride erhöht und den guten Cholesterinspiegel (HDL) senkt.

3. Nierenerkrankung

Hohe Blutzuckerwerte können mit der Zeit die Blutgefäße in den Nieren schädigen und zu diabetischer Nephropathie führen. Eine nicht gut abgestimmte Ernährung kann Nierenschäden beschleunigen und möglicherweise zu chronischer Nierenerkrankung und in schweren Fällen zu Nierenversagen führen.

4. Nervenschäden (Neuropathie)

Unbehandelter Diabetes kann Nervenschäden verursachen, die zu diabetischer Neuropathie führen. Zu den Symptomen gehören Schmerzen, Kribbeln oder Taubheitsgefühle in Händen und Füßen. Schwere Nervenschäden können zu einem Gefühlsverlust führen, was das Risiko von

Verletzungen und Infektionen, insbesondere in den Füßen, erhöht.

5. Sehprobleme
Hohe Blutzuckerwerte können die Blutgefäße in den Augen schädigen und zu diabetischer Retinopathie führen. Dieser Zustand kann Sehprobleme verursachen und, wenn er nicht behandelt wird, zur Erblindung führen. Eine schlechte Ernährung kann das Risiko von Augenkomplikationen erhöhen.

6. Schlechte Wundheilung
Diabetes kann die Wundheilung beeinträchtigen, sodass selbst kleinere Schnitte und Verletzungen problematisch werden. Hohe Blutzuckerwerte können Blutgefäße und Nerven schädigen, die Durchblutung des betroffenen Bereichs verringern und den Heilungsprozess verlangsamen. Dies kann das Risiko von Infektionen und Komplikationen erhöhen.

7. Erhöhtes Infektionsrisiko
Menschen mit schlecht eingestelltem Diabetes sind anfälliger für Infektionen, darunter Hautinfektionen, Harnwegsinfektionen und Zahnfleischerkrankungen. Hohe Blutzuckerwerte können das Immunsystem schwächen und es dem Körper erschweren, Infektionen abzuwehren.

8. Magen-Darm-Probleme
Eine schlechte Ernährung kann zu Magen-Darm-Problemen wie Gastroparese führen, bei der sich der Magen langsam entleert, was Übelkeit, Erbrechen und Blähungen verursacht. Dieser Zustand tritt häufiger bei Menschen mit chronischem

Diabetes auf und kann die Lebensqualität erheblich beeinträchtigen.

9. Psychische Gesundheitsprobleme

Ernährung und Blutzuckerspiegel können sich direkt auf die psychische Gesundheit auswirken. Schlecht eingestellter Diabetes kann zu Depressionen und Angstzuständen führen. Der Stress bei der Diabetesbehandlung kann in Kombination mit den körperlichen Auswirkungen eines unkontrollierten Blutzuckerspiegels einen Teufelskreis psychischer Probleme auslösen.

10. Zahnprobleme

Ein hoher Blutzuckerspiegel kann zu Zahnfleischerkrankungen und anderen Zahnproblemen führen. Eine zuckerreiche Ernährung kann diese Probleme verschlimmern und zu Karies, Zahnfleischentzündungen und sogar Zahnverlust führen.

11. Erhöhtes Schlaganfallrisiko

Unbehandelter Diabetes erhöht das Schlaganfallrisiko. Eine schlechte Ernährung kann zu hohem Blutdruck und Cholesterinspiegel führen und so die Wahrscheinlichkeit eines Schlaganfalls weiter erhöhen. Die richtige Ernährung ist entscheidend für die Erhaltung der Herz-Kreislauf-Gesundheit und die Verringerung des Schlaganfallrisikos.

12. Hauterkrankungen

Menschen mit Diabetes sind anfällig für Hauterkrankungen wie bakterielle und Pilzinfektionen. Eine schlechte Blutzuckerkontrolle kann zu trockener, juckender Haut führen und das Risiko für die Entwicklung ernsthafter Hautprobleme erhöhen.

13. Sexuelle Funktionsstörung

Diabetes kann bei Männern und Frauen zu sexuellen Funktionsstörungen führen. Bei Männern kann es zu erektiler Dysfunktion kommen, während Frauen unter verminderter Libido und vaginaler Trockenheit leiden können. Diese Probleme stehen oft im Zusammenhang mit Nervenschäden und schlechter Durchblutung aufgrund eines hohen Blutzuckerspiegels.

Die richtige Ernährung ist entscheidend für die Behandlung von Diabetes und die Vorbeugung von Komplikationen. Eine ausgewogene, zucker- und kohlenhydratarme Ernährung hilft, den Blutzuckerspiegel stabil zu halten, unterstützt die allgemeine Gesundheit und verringert das Risiko schwerer diabetesbedingter Komplikationen. Eine konsequente Ernährungsumstellung ist ein wichtiger Bestandteil einer wirksamen Diabetesbehandlung und eines langfristigen Wohlbefindens.

Mahlzeitenplanung für eine 10-minütige Diabetikerdiät

Vorteile der Essensplanung

1. Bessere Blutzuckerkontrolle

Durch die Mahlzeitenplanung stellen Sie sicher, dass Sie stets ausgewogene Mahlzeiten mit wenig Zucker und Kohlenhydraten zu sich nehmen. Diese Konsistenz trägt dazu bei, den Blutzuckerspiegel den ganzen Tag über stabil zu halten und verringert das Risiko sowohl einer Hyperglykämie (hoher Blutzucker) als auch einer Hypoglykämie (niedriger Blutzucker).

2. Verbesserte Nährstoffbilanz

Durch die Planung Ihrer Mahlzeiten können Sie ein ausgewogenes Verhältnis von Makronährstoffen (Kohlenhydrate, Proteine und Fette) und Mikronährstoffen (Vitamine und Mineralien) sicherstellen. Dieses Gleichgewicht ist für die allgemeine Gesundheit und ein wirksames Diabetesmanagement von entscheidender Bedeutung.

3. Zeiteffizienz

Mit einem Plan sparen Sie Zeit bei der Entscheidung, was Sie jeden Tag essen möchten. Die Essensplanung ermöglicht Ihnen die schnelle Zubereitung von Mahlzeiten und hält das 10-Minuten-Vorgabe ein. Diese Effizienz macht es einfacher, Ihre Ernährungsrichtlinien auch an arbeitsreichen Tagen einzuhalten.

4. Portionskontrolle

Die Mahlzeitenplanung hilft bei der Portionskontrolle und stellt sicher, dass Sie die richtigen Mengen an Lebensmitteln zu sich nehmen, um Ihren Diabetes effektiv zu behandeln. Vorgeplante Portionen verhindern Überessen und helfen Ihnen, innerhalb Ihrer täglichen Kalorien- und Kohlenhydratgrenzen zu bleiben.

5. Weniger Stress und Entscheidungsmüdigkeit

Mit einem Essensplan müssen Sie sich nicht mehr überlegen, was Sie zu jeder Mahlzeit essen möchten. So wird Entscheidungsmüdigkeit reduziert und es fällt Ihnen leichter, konsequent gesunde Entscheidungen zu treffen.

6. Kosteneinsparungen

Durch die Planung Ihrer Mahlzeiten können Sie eine Einkaufsliste erstellen und so Impulskäufe und Lebensmittelabfälle reduzieren. Indem Sie nur das kaufen, was Sie brauchen, können Sie Geld sparen und sich für gesündere Lebensmittel entscheiden.

7. Konsistenz und Gewohnheitsbildung

Regelmäßige Mahlzeitenplanung hilft dabei, gesunde Essgewohnheiten zu etablieren. Mit der Zeit werden diese Gewohnheiten zur zweiten Natur und machen es einfacher, sich gesund zu ernähren und Ihren Diabetes effektiv zu behandeln.

Schritte zur effektiven Essensplanung

1. Setzen Sie klare Ziele

Bestimmen Sie Ihre Ernährungsziele anhand Ihrer spezifischen Bedürfnisse und Vorlieben. Diese Ziele sollten die Kontrolle des Blutzuckerspiegels, eine ausgewogene Nährstoffaufnahme und die Kontrolle der Portionsgröße umfassen.

2. Erstellen Sie ein Wochenmenü

Planen Sie Ihre Mahlzeiten für die Woche, einschließlich Frühstück, Mittagessen, Abendessen und Snacks. Verwenden Sie Rezepte aus Ihrem 10-Minuten-Kochbuch für Diabetikerdiäten, um sicherzustellen, dass jede Mahlzeit schnell zubereitet werden kann und Ihren Ernährungsrichtlinien entspricht.

3. Erstellen Sie eine Einkaufsliste

Erstellen Sie auf Grundlage Ihres Wochenmenüs eine detaillierte Einkaufsliste mit allen benötigten Zutaten. So behalten Sie den Überblick und können sicher sein, dass Sie alles zur Hand haben, um Ihre Mahlzeiten zuzubereiten.

4. Im Voraus vorbereiten

Nehmen Sie sich jede Woche etwas Zeit, um die Zutaten vorzubereiten. Waschen und schneiden Sie Gemüse, kochen Sie Getreide und portionieren Sie Proteine. Bewahren Sie diese vorbereiteten Zutaten in luftdichten Behältern im Kühlschrank auf, damit Sie die ganze Woche über leicht darauf zugreifen können.

5. Verwenden Sie ausgewogene Rezepte

Wählen Sie Rezepte, die eine ausgewogene Mischung aus nicht stärkehaltigem Gemüse, magerem Eiweiß und gesunden Fetten bieten. Achten Sie auf eine Vielfalt an Farben und Texturen, damit Ihre Mahlzeiten interessant und sättigend bleiben.

6. Portionen überwachen

Achten Sie auf die Portionsgrößen, damit Sie nicht zu viel essen. Verwenden Sie Messbecher, eine Küchenwaage oder Portionsbehälter, um Ihre Portionen effektiv im Griff zu behalten.

7. Sorgen Sie für Abwechslung

Integrieren Sie eine Vielzahl von Lebensmitteln in Ihren Speiseplan, um sicherzustellen, dass Sie ein breites Spektrum an Nährstoffen zu sich nehmen. Wechseln Sie zwischen verschiedenen Proteinen, Gemüsesorten und Vollkornprodukten, um Ihre Mahlzeiten spannend und ernährungsphysiologisch abwechslungsreich zu gestalten.

8. Planen Sie Snacks ein

Nehmen Sie gesunde Snacks in Ihren Speiseplan auf, um Hunger zu vermeiden und den Blutzuckerspiegel zwischen den Mahlzeiten stabil zu halten. Gute Optionen sind Nüsse, Samen, Joghurt und frisches Obst in Maßen.

9. Bleiben Sie flexibel

Obwohl es wichtig ist, einen Plan zu haben, ist es auch wichtig, flexibel zu bleiben. Das Leben kann unvorhersehbar sein, also seien Sie bereit, bei Bedarf Anpassungen vorzunehmen. Halten Sie ein paar Ersatzmahlzeiten bereit, die schnell und einfach zuzubereiten sind.

Beispiel-Speiseplan für einen Tag

Frühstück: Griechischer Joghurt mit Beeren und Chiasamen

- 1 Tasse griechischer Joghurt
- 1/2 Tasse gemischte Beeren

- 1 Esslöffel Chiasamen

Mittagessen: Quinoa-Salat mit gegrilltem Hähnchen
- 1 Tasse gekochter Quinoa
- 4 Unzen gegrillte Hühnerbrust
- Gemischtes Blattgemüse (Spinat, Grünkohl)
- 1/4 Tasse gewürfelte Paprika
- 1/4 Tasse Kirschtomaten
- Olivenöl-Zitronen-Dressing

Snack: Gemüsesticks mit Hummus
- Karottensticks, Gurkenscheiben und Paprikastreifen
- 1/4 Tasse Hummus

Abendessen: Gebackener Lachs mit gedünstetem Brokkoli und braunem Reis
- 4 Unzen gebackener Lachs
- 1 Tasse gedünsteter Brokkoli
- 1/2 Tasse gekochter brauner Reis

Abendsnack: Apfelscheiben mit Mandelbutter
- 1 kleiner Apfel, in Scheiben geschnitten
- 1 Esslöffel Mandelbutter

Die Essensplanung ist ein wirksames Instrument zur Behandlung von Diabetes und zur Aufrechterhaltung einer gesunden Ernährung. Indem Sie sich die Zeit nehmen, Ihre Mahlzeiten zu planen, können Sie eine ausgewogene Ernährung sicherstellen, Zeit und Geld sparen, Stress abbauen und Ihre allgemeine Gesundheit verbessern. Mit einem soliden Essensplan wird das Befolgen einer 10-minütigen Diabetikerdiät viel einfacher, was Ihnen hilft,

Ihre Gesundheitsziele zu erreichen und jeden Tag köstliche, nahrhafte Mahlzeiten zu genießen.

21-Tage-Ernährungsplan

Woche 1

Tag 1:

- Frühstück: Griechischer Joghurt mit Beeren und Chiasamen
- Mittagessen: Quinoa-Salat mit gegrilltem Hähnchen
- Snack: Gemüsesticks mit Hummus
- Abendessen: Gebackener Lachs mit gedünstetem Brokkoli und braunem Reis
- Abendsnack: Apfelscheiben mit Mandelbutter

Tag 2:

- Frühstück: Rührei mit Spinat und Tomaten
- Mittagessen: Truthahn-Avocado-Wrap mit Vollkorn-Tortilla
- Snack: Handvoll Mandeln
- Abendessen: Gegrillte Garnelen mit Zucchini-Nudeln
- Abendsnack: Griechischer Joghurt mit einem Schuss Honig

Tag 3:

- Frühstück: Overnight Oats mit Chiasamen und Beeren
- Mittagessen: Kichererbsensalat mit Gurke, Tomaten und Feta
- Snack: Selleriestangen mit Erdnussbutter

- Abendessen: Zitronen-Knoblauch-Hähnchen mit Spargel
- Abendsnack: Gurkenscheiben mit Hummus

Tag 4:

- Frühstück: Smoothie mit Spinat, Banane und Mandelmilch
- Mittagessen: Linsensuppe mit gemischtem Blattgemüse
- Snack: Gemischte Nüsse
- Abendessen: Gegrillte Putenburger mit Süßkartoffelpommes als Beilage
- Abendsnack: Beeren-Medley

Tag 5:

- Frühstück: Avocado-Toast auf Vollkornbrot mit pochiertem Ei
- Mittagessen: Spinat-Erdbeer-Salat mit gegrilltem Hähnchen
- Snack: Karottensticks mit Guacamole
- Abendessen: Gebackener Kabeljau mit geröstetem Rosenkohl
- Abendsnack: Hüttenkäse mit Ananas

Tag 6:

- Frühstück: Omelett mit Paprika, Zwiebeln und Champignons
- Mittagessen: Thunfischsalat-Wraps
- Snack: Kirschtomaten und Mozzarella-Kugeln
- Abendessen: Gebratenes Rindfleisch mit Brokkoli und Blumenkohlreis
- Abendsnack: Birnenscheiben mit Käse

Tag 7:

- Frühstück: Chia Pudding mit Mandelmilch und frischen Beeren
- Mittagessen: Schwarzbohnen-Mais-Salat mit Limetten-Dressing
- Snack: Paprikastreifen mit Hummus
- Abendessen: Gebackene Hähnchenschenkel mit grünen Bohnen
- Abendsnack: Apfel mit Zimt

Woche 2

Tag 8:

- Frühstück: Griechisches Joghurtparfait mit Nüssen und Samen
- Mittagessen: Puten-Käse-Röllchen mit Beilagensalat
- Snack: Zucchinischeiben mit Ranch-Dip
- Abendessen: Gegrillter Lachs mit Quinoa und Spinat
- Abendsnack: Frischer Obstsalat

Tag 9:

- Frühstück: Smoothie Bowl mit Spinat, Beeren und Chiasamen
- Mittagessen: Chicken Caesar Salad mit fettarmem Dressing
- Snack: Gurken- und Karottenscheiben mit Tzatziki
- Abendessen: Gebackene Schweinekoteletts mit gedünstetem Brokkoli
- Abendsnack: Griechischer Joghurt mit Mandeln

Tag 10:

- Frühstück: Vollkorntoast mit Avocado und Tomate
- Mittagessen: Mit Quinoa und schwarzen Bohnen gefüllte Paprika
- Snack: Sellerie mit Erdnussbutter
- Abendessen: Gebratene Garnelen mit gemischtem Gemüse
- Abendsnack: Hüttenkäse mit frischem Obst

Tag 11:

- Frühstück: Übernacht-Chia-Pudding mit Blaubeeren
- Mittagessen: Truthahn-Avocado-Salat mit Balsamico-Vinaigrette
- Snack: Gemischte Nüsse
- Abendessen: Gegrilltes Hähnchen mit geröstetem Gemüse
- Abendsnack: Apfelscheiben mit Mandelbutter

Tag 12:

- Frühstück: Rührei mit Spinat und Champignons
- Mittagessen: Linsen- und Gemüsesuppe
- Snack: Kirschtomaten mit Mozzarellakugeln
- Abendessen: Gegrillter Tilapia mit Spargel und braunem Reis
- Abendsnack: Frische Beeren

Tag 13:

- Frühstück: Smoothie mit Grünkohl, Apfel und Ingwer
- Mittagessen: Kichererbsen-Gurken-Salat mit Zitronendressing
- Snack: Paprikastreifen mit Hummus
- Abendessen: Putenfleischbällchen mit Zoodles (Zucchini-Nudeln)
- Abendsnack: Griechischer Joghurt mit Honig

Tag 14:

- Frühstück: Vollkornwaffeln mit Beeren
- Mittagessen: Gegrillter Hühnchen-Wrap mit Vollkorn-Tortilla
- Snack: Handvoll Mandeln
- Abendessen: Gebackener Kabeljau mit gemischtem Gemüse
- Abendsnack: Hüttenkäse mit Ananas

Woche 3

Tag 15:

- Frühstück: Griechischer Joghurt mit frischen Beeren und Nüssen
- Mittagessen: Spinat-Erdbeer-Salat mit gegrilltem Hähnchen
- Snack: Selleriestangen mit Erdnussbutter
- Abendessen: Gegrillte Garnelen mit Quinoa und Spinat
- Abendsnack: Apfelscheiben mit Mandelbutter

Tag 16:

- Frühstück: Smoothie mit Banane, Spinat und Mandelmilch
- Mittagessen: Truthahn-Avocado-Salat mit Balsamico-Vinaigrette
- Snack: Kirschtomaten mit Mozzarellakugeln
- Abendessen: Zitronen-Knoblauch-Hähnchen mit Spargel
- Abendsnack: Frischer Obstsalat

Tag 17:

- Frühstück: Overnight Oats mit Chiasamen und Blaubeeren
- Mittagessen: Thunfischsalat-Wraps
- Snack: Gemischte Nüsse
- Abendessen: Gebratenes Rindfleisch mit Brokkoli und Blumenkohlreis
- Abendsnack: Hüttenkäse mit frischem Obst

Tag 18:

- Frühstück: Avocado-Toast auf Vollkornbrot mit pochiertem Ei
- Mittagessen: Linsen- und Gemüsesuppe
- Snack: Karottensticks mit Guacamole
- Abendessen: Gebackene Hähnchenschenkel mit grünen Bohnen
- Abendsnack: Griechischer Joghurt mit Mandeln

Tag 19:

- Frühstück: Griechisches Joghurtparfait mit Nüssen und Samen
- Mittagessen: Schwarzer Bohnen-Mais-Salat mit Limetten-Dressing
- Snack: Zucchinischeiben mit Ranch-Dip
- Abendessen: Gegrillter Lachs mit Quinoa und Spinat
- Abendsnack: Frische Beeren

Tag 20:

- Frühstück: Smoothie Bowl mit Spinat, Beeren und Chiasamen
- Mittagessen: Chicken Caesar Salad mit fettarmem Dressing
- Snack: Paprikastreifen mit Hummus

- Abendessen: Gebackene Schweinekoteletts mit gedünstetem Brokkoli
- Abendsnack: Hüttenkäse mit Ananas

Tag 21:
- Frühstück: Vollkorntoast mit Avocado und Tomate
- Mittagessen: Mit Quinoa und schwarzen Bohnen gefüllte Paprika
- Snack: Sellerie mit Erdnussbutter
- Abendessen: Gebratene Garnelen mit gemischtem Gemüse
- Abendsnack: Griechischer Joghurt mit Honig

Dieser 21-tägige Ernährungsplan bietet eine Vielzahl an schnellen, leckeren und nahrhaften Mahlzeiten, die das Diabetesmanagement unterstützen. Der Fokus auf ausgewogene Makronährstoffe, wenig Kohlenhydrate und schnelle Zubereitungszeiten macht es einfacher, sich an eine gesunde Ernährung zu halten und gleichzeitig Ihren Blutzuckerspiegel effektiv zu kontrollieren.

Frühstücksrezepte

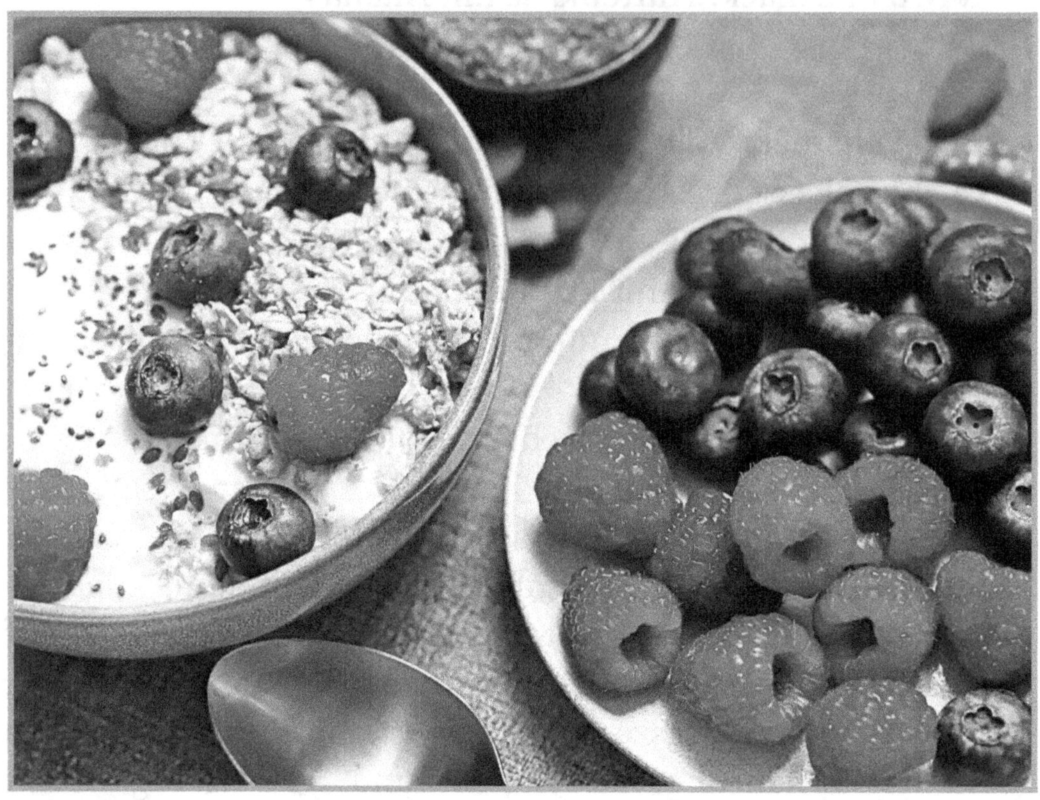

Griechischer Joghurt mit Beeren und Chiasamen

Zutaten:
- 1 Tasse griechischer Joghurt (pur, fettfrei)
- 1/2 Tasse gemischte Beeren (Erdbeeren, Blaubeeren, Himbeeren)
- 1 Esslöffel Chiasamen
- 1 Teelöffel Honig (optional)

Vorbereitungsmethode:
1. Geben Sie den griechischen Joghurt in eine Schüssel.

2. Mit gemischten Beeren garnieren.

3. Chiasamen darüber streuen.

4. Nach Belieben mit Honig beträufeln.

Nährwert (pro Portion):
- Kalorien: 180
- Kohlenhydrate: 20g
- Eiweiß: 14g
- Fett: 5g
- Ballaststoffe: 5 g

Kochzeit:
- 5 Minuten

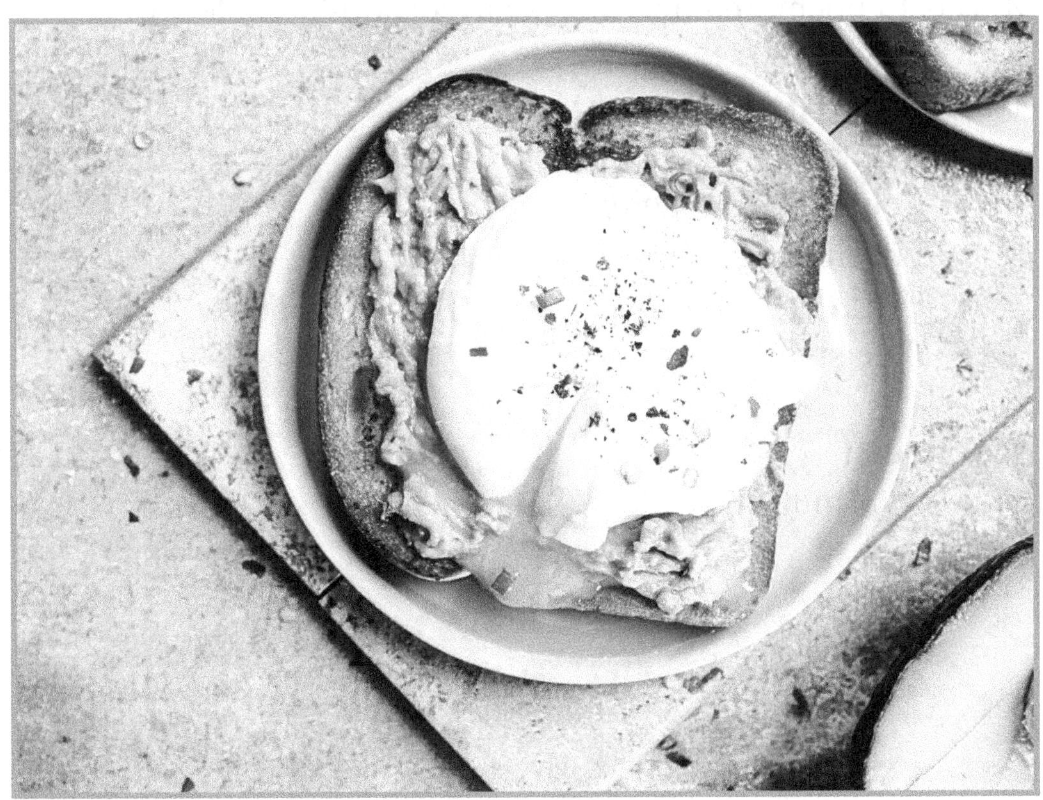

Avocado-Toast mit pochiertem Ei

Zutaten:
- 1 Scheibe Vollkornbrot
- 1/2 Avocado
- 1 Ei
- 1 Esslöffel Zitronensaft
- Salz und Pfeffer nach Geschmack

Vorbereitungsmethode:
1. Das Vollkornbrot toasten.
2. Die Avocado mit Zitronensaft, Salz und Pfeffer zerdrücken.
3. Die zerdrückte Avocado auf dem Toast verteilen.
4. Das Ei pochieren und auf den Avocado-Toast legen.

Nährwert (pro Portion):
- Kalorien: 250
- Kohlenhydrate: 22g
- Eiweiß: 10g
- Fett: 15g
- Ballaststoffe: 7 g

Kochzeit:
- 10 Minuten

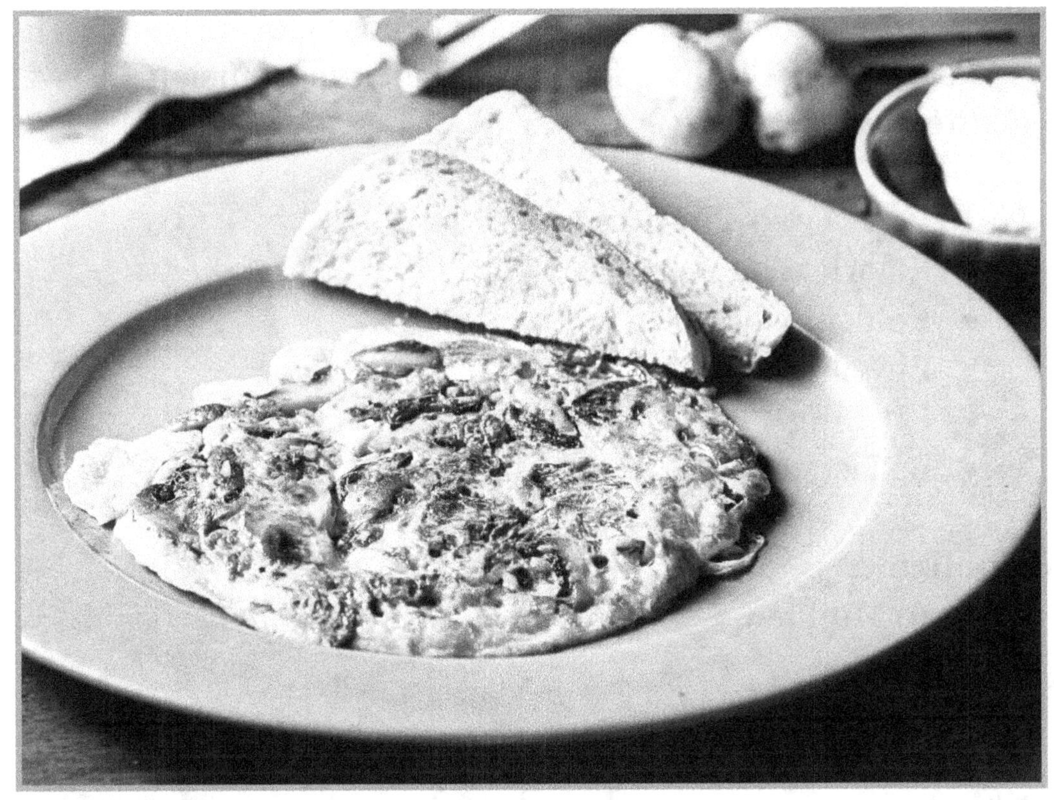

Omelett mit Spinat und Pilzen

Zutaten:
- 2 Eier
- 1/2 Tasse frischer Spinat, gehackt
- 1/4 Tasse Champignons, in Scheiben geschnitten
- 1 Esslöffel Olivenöl
- Salz und Pfeffer nach Geschmack

Vorbereitungsmethode:
1. Schlagen Sie die Eier in einer Schüssel.
2. Olivenöl in einer beschichteten Pfanne bei mittlerer Hitze erhitzen.
3. Pilze und Spinat hinzufügen und anbraten, bis sie weich sind.

4. Die geschlagenen Eier über das Gemüse gießen.

5. Kochen, bis die Eier fest sind, dabei das Omelett in zwei Hälften falten.

Nährwert (pro Portion):

- Kalorien: 220
- Kohlenhydrate: 4g
- Eiweiß: 14g
- Fett: 18g
- Ballaststoffe: 1g

Kochzeit:

- 10 Minuten

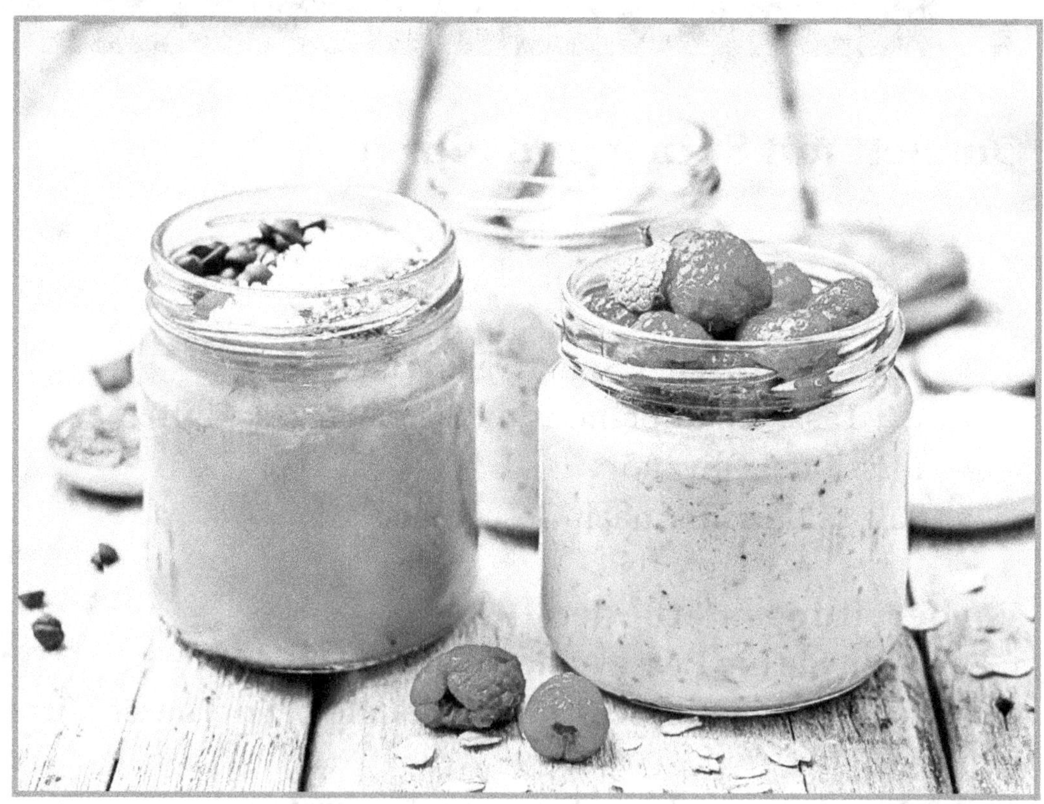

Overnight Oats mit Chiasamen und Beeren

Zutaten:
- 1/2 Tasse Haferflocken
- 1 Esslöffel Chiasamen
- 1 Tasse ungesüßte Mandelmilch
- 1/2 Tasse gemischte Beeren
- 1 Teelöffel Vanilleextrakt

Vorbereitungsmethode:
1. Hafer, Chiasamen, Mandelmilch und Vanilleextrakt in einem Glas oder Behälter vermischen.
2. Gut umrühren und über Nacht in den Kühlschrank stellen.
3. Vor dem Servieren mit gemischten Beeren garnieren.

Nährwert (pro Portion):
- Kalorien: 250
- Kohlenhydrate: 40g
- Eiweiß: 6g
- Fett: 8g
- Ballaststoffe: 10 g

Kochzeit:
- 10 Minuten Zubereitung, über Nacht im Kühlschrank

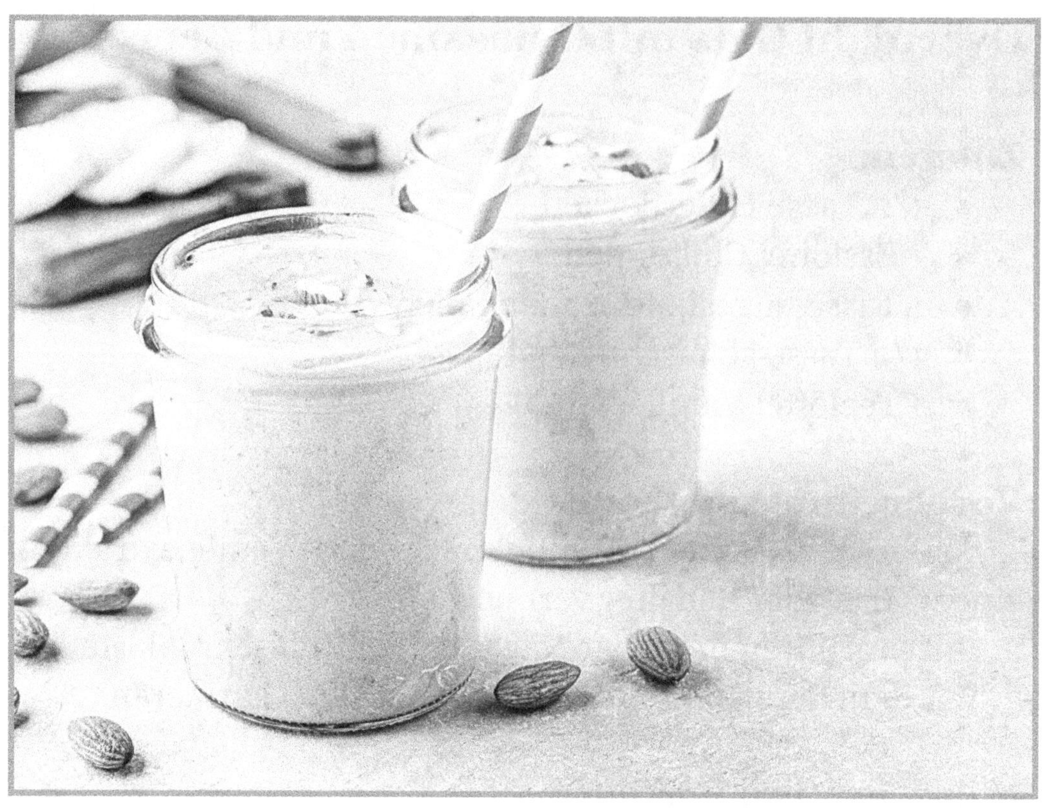

Smoothie mit Spinat, Banane und Mandelmilch

Zutaten:
- 1 Tasse ungesüßte Mandelmilch
- 1 Tasse frischer Spinat
- 1/2 Banane
- 1 Esslöffel Mandelbutter
- 1 Teelöffel Chiasamen

Vorbereitungsmethode:
1. Alle Zutaten in einen Mixer geben.
2. Mixen, bis eine glatte Masse entsteht.
3. In ein Glas gießen und sofort servieren.

Nährwert (pro Portion):

- Kalorien: 200
- Kohlenhydrate: 25g
- Eiweiß: 5g
- Fett: 9g
- Ballaststoffe: 6 g

Kochzeit:

- 5 Minuten

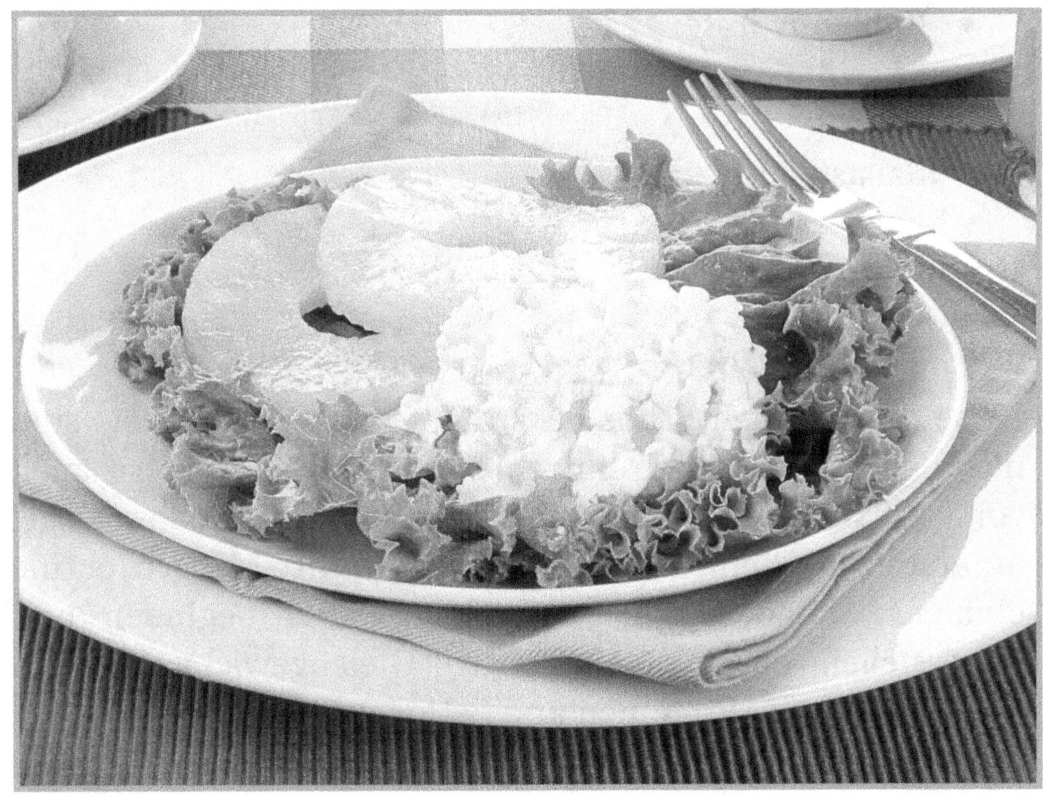

Hüttenkäse mit Ananas

Zutaten:

- 1 Tasse fettarmer Hüttenkäse

- 1/2 Tasse frische Ananasstücke
- 1 Esslöffel gehackte Walnüsse
- 1 Teelöffel Honig (optional)

Vorbereitungsmethode:
1. Hüttenkäse in eine Schüssel geben.
2. Mit Ananasstücken und gehackten Walnüssen garnieren.
3. Nach Belieben mit Honig beträufeln.

Nährwert (pro Portion):
- Kalorien: 220
- Kohlenhydrate: 22g
- Eiweiß: 20g
- Fett: 7g
- Ballaststoffe: 2 g

Kochzeit:
- 5 Minuten

Diese 10-Minuten-Frühstücksrezepte für Diabetiker sind nicht nur schnell und einfach zuzubereiten, sondern auch voller Nährstoffe, die einen stabilen Blutzuckerspiegel unterstützen. Wenn Sie diese Rezepte in Ihre Morgenroutine einbauen, können Sie Ihren Tag gesund beginnen und sicherstellen, dass Sie das richtige Gleichgewicht zwischen Kohlenhydraten, Proteinen und Fetten erhalten.

Rezepte für das Mittagessen

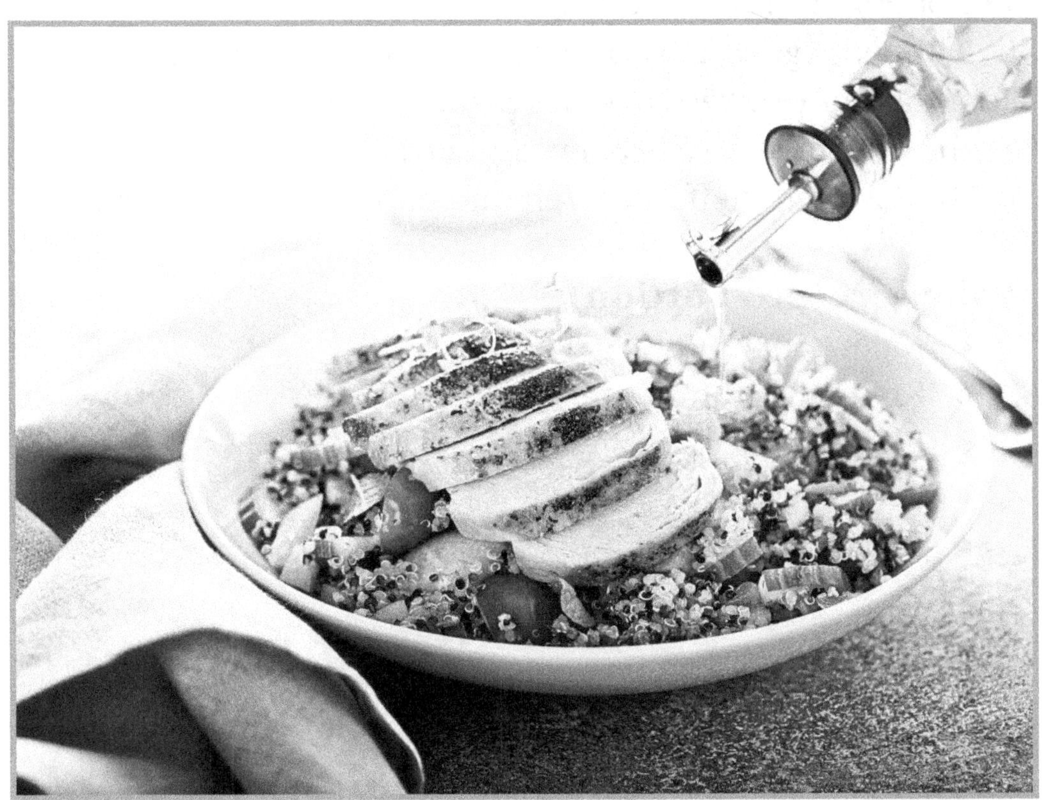

Quinoa-Salat mit gegrilltem Hähnchen

Zutaten:
- 1 Tasse gekochter Quinoa
- 4 Unzen gegrillte Hühnerbrust, in Scheiben geschnitten
- 1/2 Tasse Kirschtomaten, halbiert
- 1/4 Tasse Gurke, gewürfelt
- 1/4 Tasse rote Paprika, gewürfelt
- 2 Esslöffel Fetakäse, zerbröckelt
- 1 Esslöffel Olivenöl

- 1 Esslöffel Zitronensaft
- Salz und Pfeffer nach Geschmack

Vorbereitungsmethode:
1. Quinoa, gegrilltes Hähnchen, Kirschtomaten, Gurke, Paprika und Fetakäse in einer Schüssel vermengen.
2. Mit Olivenöl und Zitronensaft beträufeln.
3. Mit Salz und Pfeffer würzen und dann gut vermengen.

Nährwert (pro Portion):
- Kalorien: 320
- Kohlenhydrate: 32g
- Eiweiß: 30g
- Fett: 10g
- Ballaststoffe: 5 g

Kochzeit:
- 10 Minuten

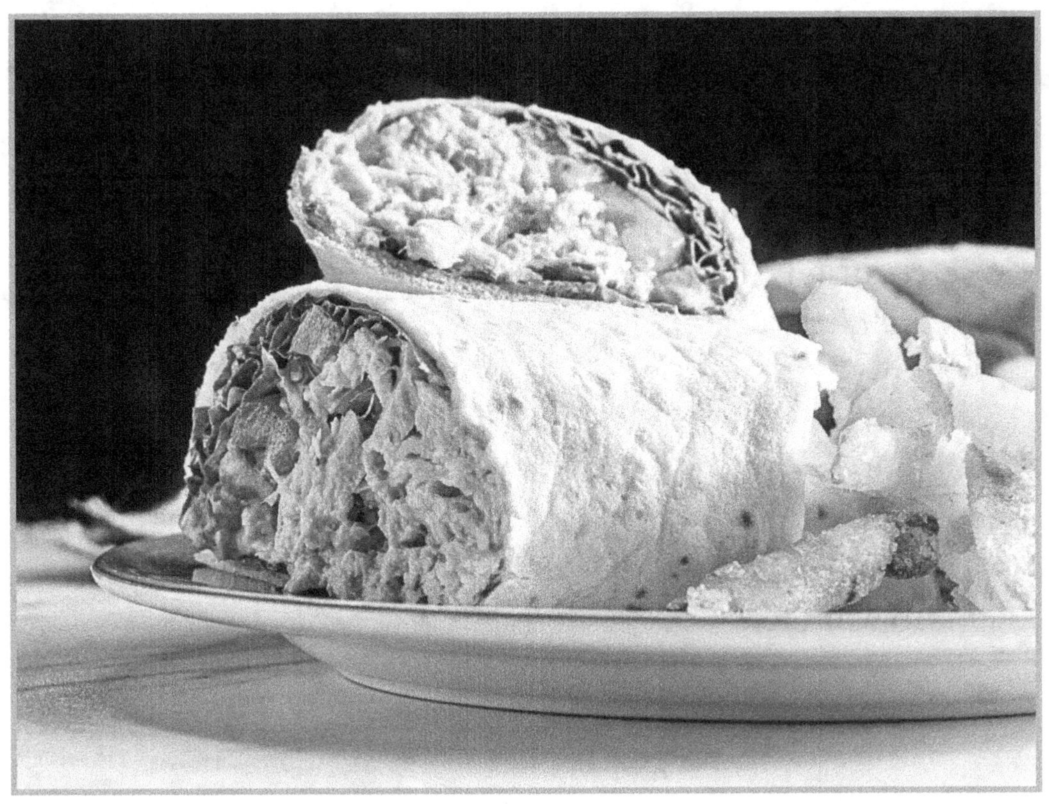

Thunfischsalat-Wraps

Zutaten:

- 1 Dose (5 Unzen) Thunfisch in Wasser, abgetropft
- 2 Esslöffel griechischer Naturjoghurt
- 1 Esslöffel Dijon-Senf
- 1/4 Tasse Sellerie, gewürfelt
- 1/4 Tasse rote Zwiebeln, gewürfelt
- 1 Esslöffel Dillgurkenrelish
- 4 große Salatblätter
- Salz und Pfeffer nach Geschmack

Vorbereitungsmethode:

1. Thunfisch, griechischen Joghurt, Senf, Sellerie, rote Zwiebeln und Dillgurkenrelish in einer Schüssel vermengen.

2. Mit Salz und Pfeffer würzen.

3. Die Thunfischmischung auf die Salatblätter löffeln und einwickeln.

Nährwert (pro Portion):

- Kalorien: 180
- Kohlenhydrate: 6g
- Eiweiß: 28g
- Fett: 4g
- Ballaststoffe: 2 g

Kochzeit:

- 10 Minuten

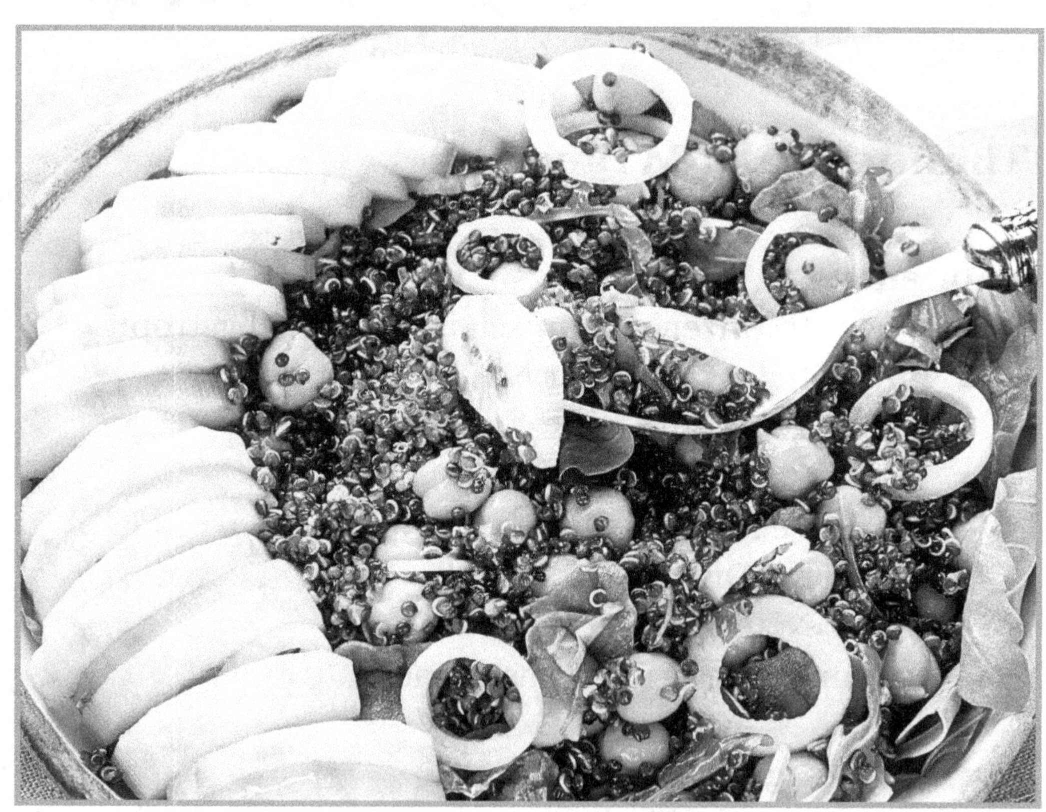

Kichererbsen-Gurken-Salat

Zutaten:
- 1 Dose (15 Unzen) Kichererbsen, abgetropft und abgespült
- 1 Tasse Gurke, gewürfelt
- 1/2 Tasse Kirschtomaten, halbiert
- 1/4 Tasse rote Zwiebeln, gewürfelt
- 2 Esslöffel frische Petersilie, gehackt
- 1 Esslöffel Olivenöl
- 1 Esslöffel Zitronensaft
- Salz und Pfeffer nach Geschmack

Vorbereitungsmethode:
1. In einer großen Schüssel Kichererbsen, Gurke, Kirschtomaten, rote Zwiebeln und Petersilie vermengen.
2. Mit Olivenöl und Zitronensaft beträufeln.
3. Mit Salz und Pfeffer würzen und dann gut vermengen.

Nährwert (pro Portion):
- Kalorien: 240
- Kohlenhydrate: 32g
- Eiweiß: 10g
- Fett: 10g
- Ballaststoffe: 8 g

Kochzeit:
- 10 Minuten

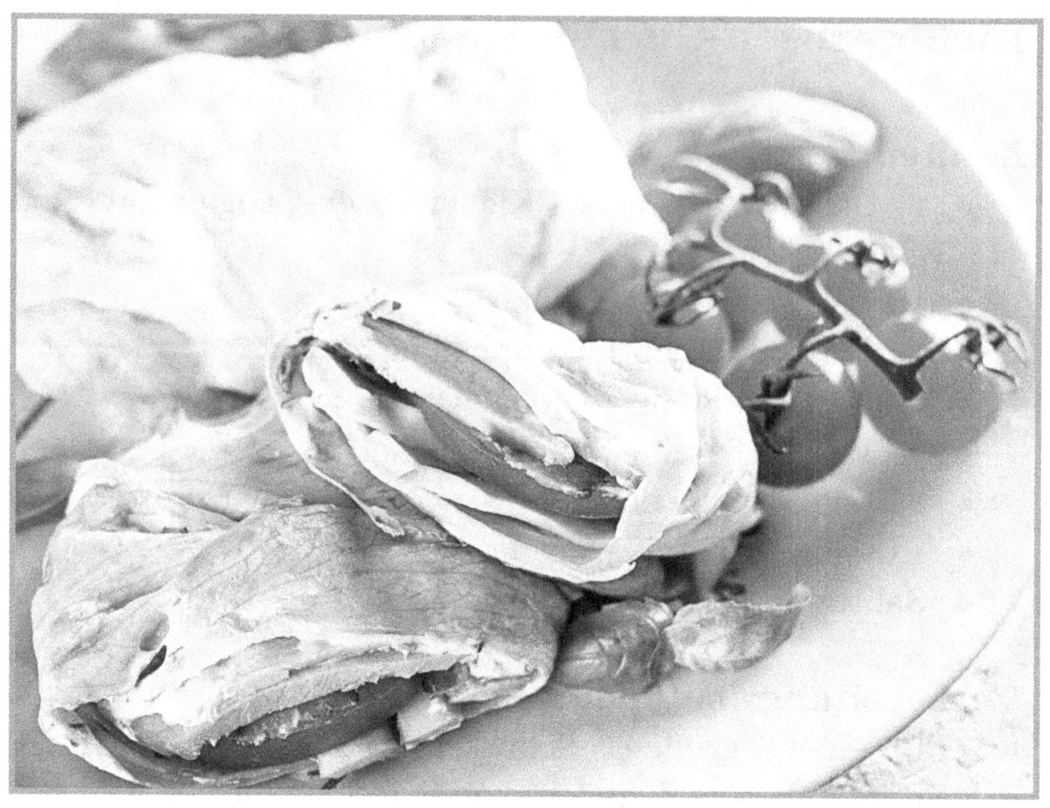

Wrap mit Pute und Avocado

Zutaten:

- 1 Vollkorntortilla
- 4 Unzen geschnittene Putenbrust
- 1/2 Avocado, in Scheiben geschnitten
- 1/4 Tasse zerkleinerter Salat
- 1/4 Tasse Tomaten, in Scheiben geschnitten
- 1 Esslöffel Hummus

Vorbereitungsmethode:

1. Hummus auf der Vollkorntortilla verteilen.
2. Schichten Sie Truthahn, Avocado, Salat und Tomate auf die Tortilla.
3. Die Tortilla aufrollen und halbieren.

Nährwert (pro Portion):

- Kalorien: 320
- Kohlenhydrate: 28g
- Eiweiß: 22g
- Fett: 14g
- Ballaststoffe: 7 g

Kochzeit:

- 10 Minuten

Spinat-Erdbeer-Salat mit gegrilltem Hähnchen

Zutaten:

- 2 Tassen frischer Spinat
- 4 Unzen gegrillte Hühnerbrust, in Scheiben geschnitten
- 1/2 Tasse Erdbeeren, in Scheiben geschnitten
- 1/4 Tasse Walnüsse, gehackt
- 2 Esslöffel Fetakäse, zerbröckelt
- 1 Esslöffel Balsamico-Essig
- 1 Esslöffel Olivenöl
- Salz und Pfeffer nach Geschmack

Vorbereitungsmethode:

1. Spinat in eine große Schüssel geben.
2. Mit gegrilltem Hähnchen, Erdbeeren, Walnüssen und Fetakäse belegen.
3. Mit Balsamico-Essig und Olivenöl beträufeln.

4. Mit Salz und Pfeffer würzen und dann gut vermengen.

Nährwert (pro Portion):
- Kalorien: 350
- Kohlenhydrate: 20g
- Eiweiß: 28g
- Fett: 18g
- Ballaststoffe: 5 g

Kochzeit:
- 10 Minuten

Linsensuppe mit gemischtem Blattgemüse

Zutaten:
- 1 Tasse gekochte Linsen
- 2 Tassen natriumarme Gemüsebrühe
- 1/2 Tasse Grünkohl oder Spinat, gehackt
- 1/4 Tasse Karotten, gewürfelt
- 1/4 Tasse Sellerie, gewürfelt
- 1/4 Tasse Zwiebel, gewürfelt
- 1 Esslöffel Olivenöl
- 1 Teelöffel Knoblauchpulver
- Salz und Pfeffer nach Geschmack

Vorbereitungsmethode:
1. Olivenöl in einem Topf bei mittlerer Hitze erhitzen.
2. Karotten, Sellerie und Zwiebeln hinzufügen und anbraten, bis sie weich sind.
3. Gekochte Linsen und Gemüsebrühe dazugeben.
4. Gemüse und Knoblauchpulver unterrühren.
5. Mit Salz und Pfeffer würzen.

6. 5 Minuten köcheln lassen, bis das Grünzeug welk ist und die Suppe durchgewärmt ist.

Nährwert (pro Portion):
- Kalorien: 260
- Kohlenhydrate: 38g
- Eiweiß: 14g
- Fett: 6g
- Ballaststoffe: 14 g

Kochzeit:
- 10 Minuten

Diese schnellen und einfachen Mittagsrezepte sind perfekt für die Diabetesbehandlung und bieten gleichzeitig eine Vielzahl an Aromen und Nährstoffen. Jedes Rezept ist so konzipiert, dass es in nur 10 Minuten zubereitet werden kann, sodass Sie auch bei einem vollen Terminkalender ganz einfach eine gesunde Ernährung beibehalten können.

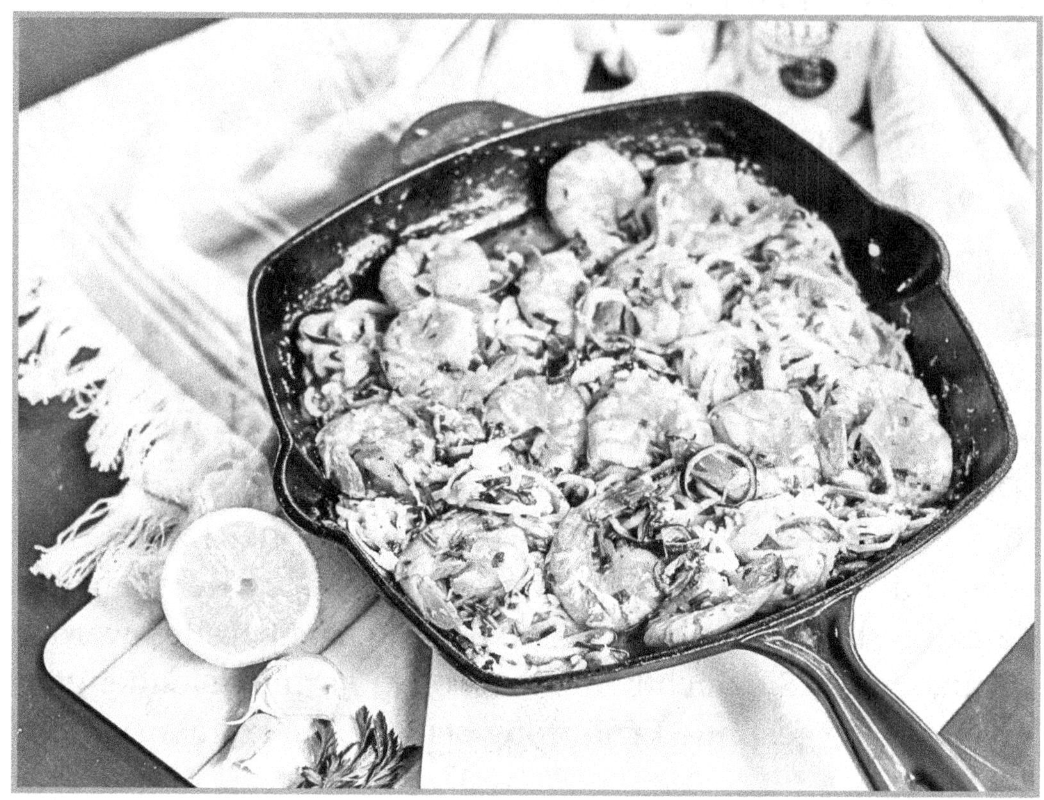

Zitronen-Knoblauch-Garnelen mit Zucchini-Nudeln

Zutaten:

- 1 Pfund Garnelen, geschält und entdarmt
- 2 mittelgroße Zucchini, spiralförmig geschnitten
- 2 Esslöffel Olivenöl
- 3 Knoblauchzehen, gehackt
- 1 Esslöffel Zitronensaft
- 1 Esslöffel frische Petersilie, gehackt
- Salz und Pfeffer nach Geschmack

Vorbereitungsmethode:

1. Olivenöl in einer großen Pfanne bei mittlerer Hitze erhitzen.

2. Knoblauch hinzufügen und 1 Minute anbraten.

3. Garnelen hinzufügen und ca. 3–4 Minuten kochen, bis sie rosa sind.

4. Zucchini-Nudeln und Zitronensaft hinzufügen und vermengen.

5. Weitere 2–3 Minuten kochen, bis die Zucchini-Nudeln weich sind.

6. Vor dem Servieren mit Salz und Pfeffer würzen und mit frischer Petersilie bestreuen.

Nährwert (pro Portion):

- Kalorien: 250
- Kohlenhydrate: 8g
- Eiweiß: 30g
- Fett: 12g
- Ballaststoffe: 2 g

Kochzeit:

- 10 Minuten

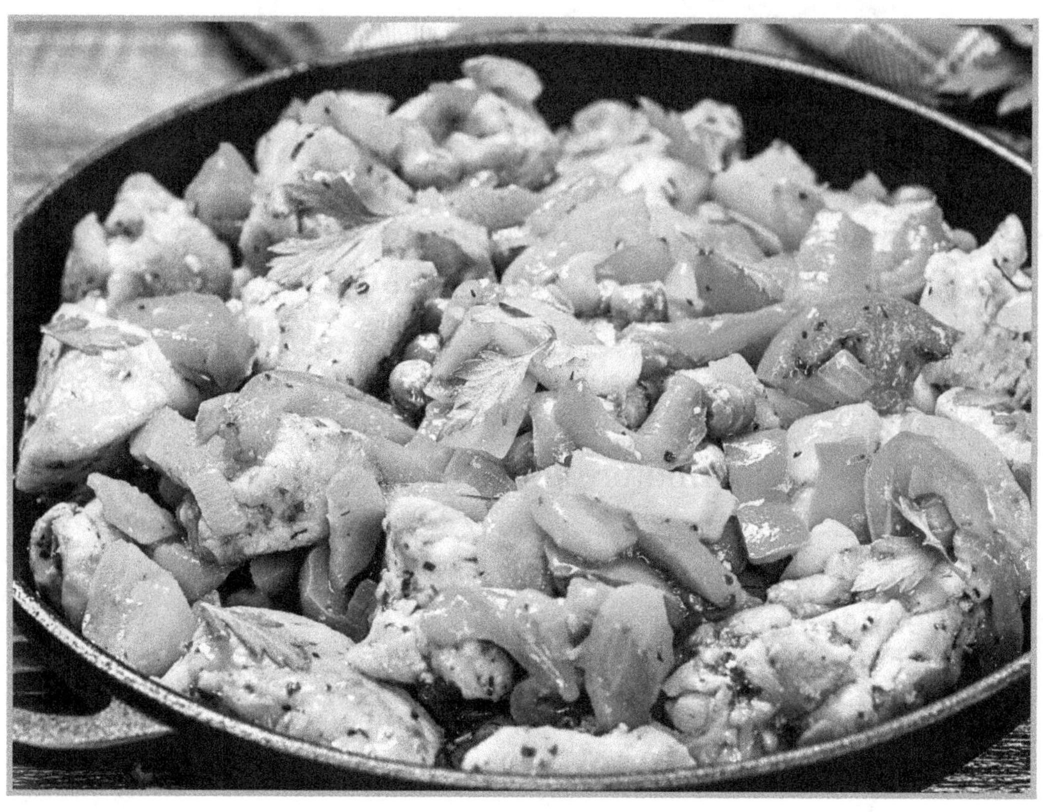

Hühnchen-Gemüse-Pfanne

Zutaten:

- 1 Pfund Hähnchenbrust ohne Knochen und Haut, in dünne Scheiben geschnitten
- 2 Tassen gemischtes Gemüse (Brokkoli, Paprika, Zuckerschoten)
- 2 Esslöffel Sojasauce (natriumarm)
- 1 Esslöffel Olivenöl
- 1 Esslöffel Ingwer, gehackt
- 2 Knoblauchzehen, gehackt
- 1 Teelöffel Sesamöl (optional)
- Salz und Pfeffer nach Geschmack

Vorbereitungsmethode:

1. Erhitzen Sie Olivenöl in einer großen Pfanne oder einem Wok bei mittlerer bis hoher Hitze.

2. Das Hühnchen hinzugeben und etwa 4–5 Minuten braten, bis es braun ist.

3. Knoblauch und Ingwer hinzufügen und 1 Minute anbraten.

4. Gemischtes Gemüse und Sojasauce hinzufügen und 3–4 Minuten unter Rühren braten, bis das Gemüse zart und knusprig ist.

5. Mit Sesamöl (falls verwendet) beträufeln und mit Salz und Pfeffer würzen.

Nährwert (pro Portion):
- Kalorien: 300
- Kohlenhydrate: 10g
- Eiweiß: 35g
- Fett: 12g
- Ballaststoffe: 3g

Kochzeit:
- 10 Minuten

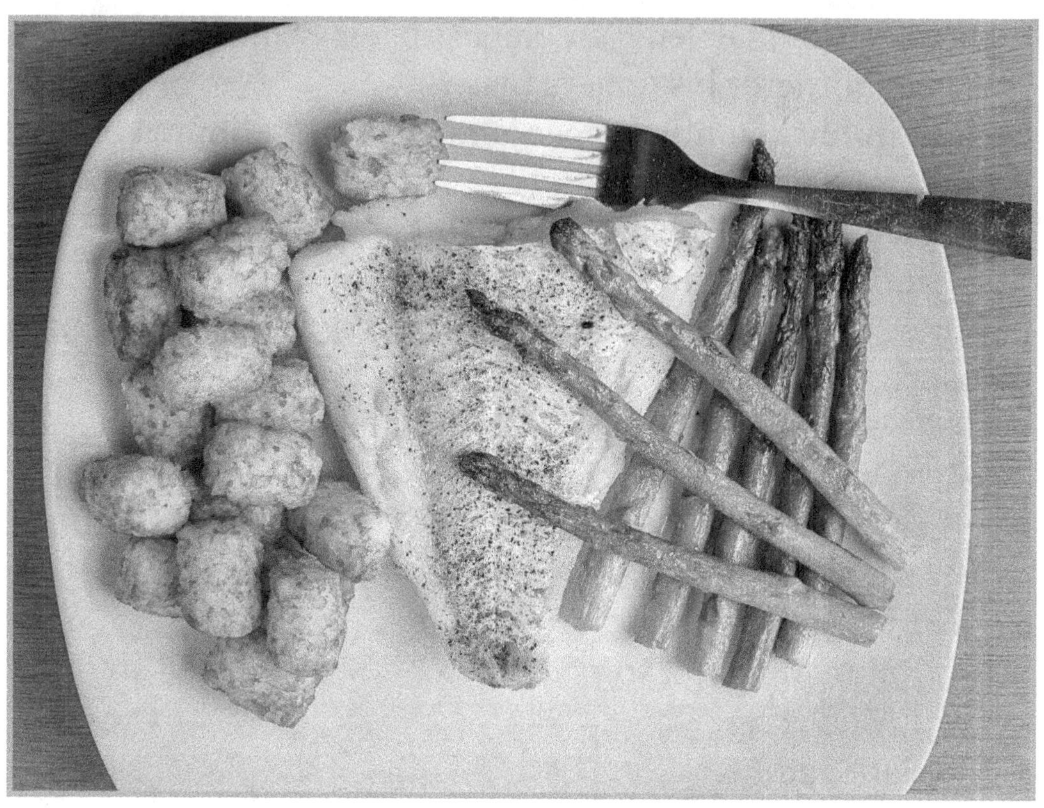

Gebackener Kabeljau mit Spargel

Zutaten:
- 4 Kabeljaufilets (jeweils ca. 113 g)
- 1 Pfund Spargel, geputzt
- 2 Esslöffel Olivenöl
- 1 Zitrone, in Scheiben geschnitten
- 1 Teelöffel Knoblauchpulver
- Salz und Pfeffer nach Geschmack

Vorbereitungsmethode:
1. Den Backofen auf 200 °C (400 °F) vorheizen.
2. Kabeljaufilets und Spargel auf ein Backblech legen.
3. Mit Olivenöl beträufeln und mit Knoblauchpulver, Salz und Pfeffer bestreuen.

4. Die Kabeljaufilets mit Zitronenscheiben belegen.

5. 10 Minuten backen, bis der Kabeljau durchgegart und der Spargel zart ist.

Nährwert (pro Portion):
- Kalorien: 220
- Kohlenhydrate: 8g
- Eiweiß: 28g
- Fett: 10g
- Ballaststoffe: 3g

Kochzeit:
- 10 Minuten

Puten-Spinat-Fleischbällchen

Zutaten:
- 1 Pfund Putenhack
- 1 Tasse frischer Spinat, gehackt
- 1/4 Tasse geriebener Parmesankäse
- 1 Ei
- 1 Esslöffel italienisches Gewürz
- 2 Esslöffel Olivenöl
- Salz und Pfeffer nach Geschmack

Vorbereitungsmethode:
1. In einer Schüssel Putenhack, Spinat, Parmesan, Ei, italienische Gewürze, Salz und Pfeffer vermengen.

2. Kleine Frikadellen formen.

3. Olivenöl in einer großen Pfanne bei mittlerer Hitze erhitzen.

4. Fleischbällchen hinzufügen und unter gelegentlichem Wenden ca. 8–10 Minuten braten, bis sie gebräunt und durchgegart sind.

Nährwert (pro Portion):
- Kalorien: 250
- Kohlenhydrate: 3g
- Eiweiß: 28g
- Fett: 14g
- Ballaststoffe: 1g

Kochzeit:
- 10 Minuten

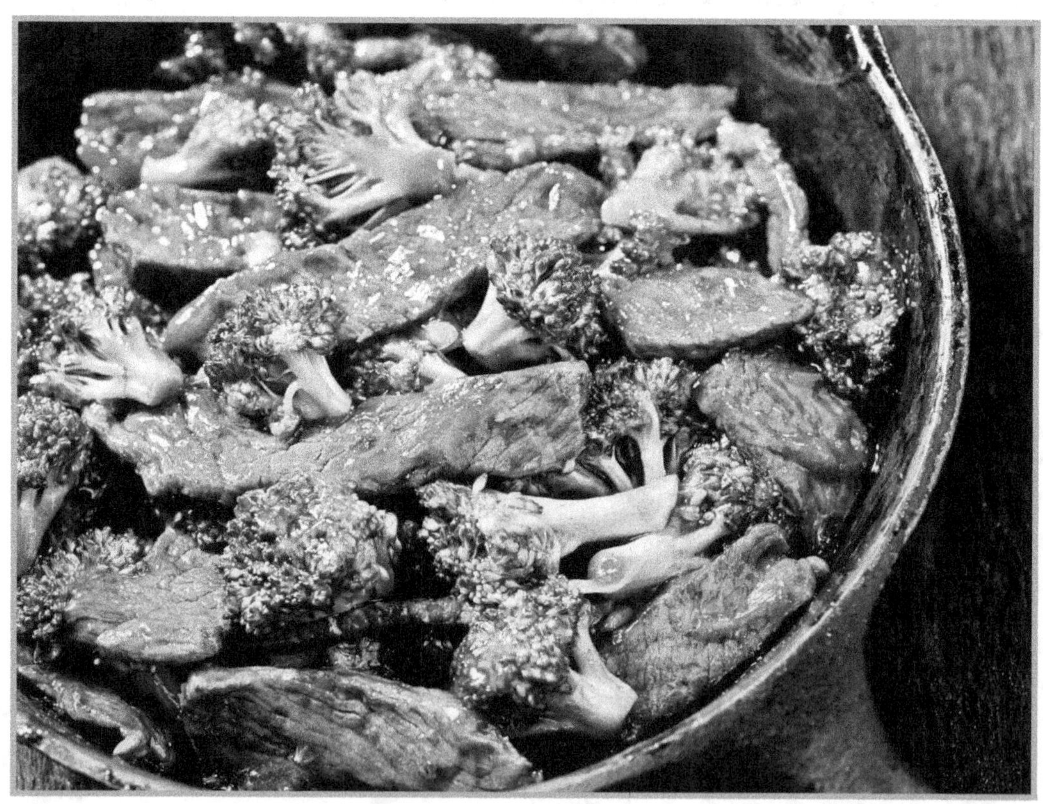

Rindfleisch und Brokkoli

Zutaten:
- 1 Pfund mageres Rinderfilet, dünn geschnitten
- 2 Tassen Brokkoliröschen
- 2 Esslöffel Sojasauce (natriumarm)
- 1 Esslöffel Olivenöl
- 1 Esslöffel Knoblauch, gehackt
- 1 Esslöffel Ingwer, gehackt
- 1 Teelöffel Maisstärke mit 1 Esslöffel Wasser vermischt (optional, zum Andicken)
- Salz und Pfeffer nach Geschmack

Vorbereitungsmethode:
1. Erhitzen Sie Olivenöl in einer großen Pfanne oder einem Wok bei mittlerer bis hoher Hitze.
2. Rindfleisch hinzufügen und ca. 4–5 Minuten braten, bis es braun ist.
3. Knoblauch und Ingwer hinzufügen und 1 Minute anbraten.
4. Brokkoli und Sojasauce hinzufügen und 3–4 Minuten unter Rühren braten, bis der Brokkoli zart und knusprig ist.
5. Falls verwendet, die Maisstärkemischung einrühren und eine weitere Minute kochen lassen, um die Soße anzudicken.

Nährwert (pro Portion):
- Kalorien: 290
- Kohlenhydrate: 10g
- Eiweiß: 30g
- Fett: 14g
- Ballaststoffe: 3g

Kochzeit:

- 10 Minuten

Zitronen-Dill-Lachs mit grünen Bohnen

Zutaten:
- 4 Lachsfilets (jeweils ca. 113 g)
- 1 Pfund grüne Bohnen, geputzt
- 2 Esslöffel Olivenöl
- 1 Zitrone, entsaftet
- 1 Esslöffel frischer Dill, gehackt
- Salz und Pfeffer nach Geschmack

Vorbereitungsmethode:
1. Olivenöl in einer großen Pfanne bei mittlerer Hitze erhitzen.

2. Lachsfilets mit Salz und Pfeffer würzen.

3. Den Lachs in die Pfanne geben und auf jeder Seite 3–4 Minuten braten, bis er durchgegart ist.

4. Den Lachs herausnehmen und beiseite legen.

5. Grüne Bohnen in die Pfanne geben und 3–4 Minuten anbraten, bis sie weich sind.

6. Beträufeln Sie Lachs und grüne Bohnen mit Zitronensaft und bestreuen Sie das Ganze vor dem Servieren mit frischem Dill.

Nährwert (pro Portion):
- Kalorien: 280
- Kohlenhydrate: 8g
- Eiweiß: 28g
- Fett: 16g

- Ballaststoffe: 4 g

Kochzeit:
- 10 Minuten

Diese 10-Minuten-Rezepte für Diabetiker sind schnell, nahrhaft und lecker. Jedes Rezept ist ausgewogen, um den Blutzuckerspiegel zu regulieren und bietet gleichzeitig eine Vielzahl von Aromen und Nährstoffen. Wenn Sie diese Rezepte in Ihre Abendessenroutine integrieren, können Sie mit minimalem Vorbereitungszeitaufwand eine gesunde Ernährung beibehalten.

Snack-Rezepte

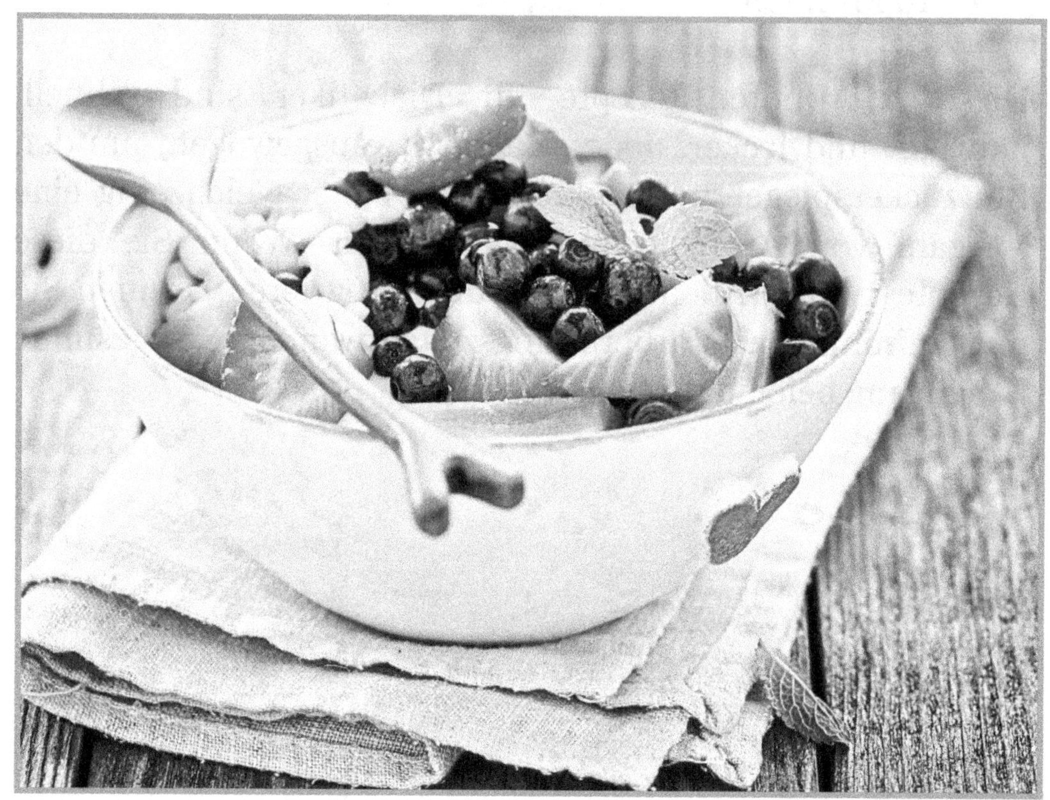

Griechischer Joghurt mit Nüssen und Beeren

Zutaten:
- 1 Tasse einfacher griechischer Joghurt (fettfrei)
- 1/4 Tasse gemischte Beeren (Blaubeeren, Erdbeeren, Himbeeren)
- 2 Esslöffel gehackte Nüsse (Mandeln, Walnüsse)
- 1 Teelöffel Honig (optional)

Vorbereitungsmethode:
1. Geben Sie griechischen Joghurt in eine Schüssel.

2. Mit gemischten Beeren und gehackten Nüssen garnieren.

3. Nach Belieben mit Honig beträufeln.

Nährwert (pro Portion):
- Kalorien: 180
- Kohlenhydrate: 15g
- Eiweiß: 14g
- Fett: 8g
- Ballaststoffe: 3g

Kochzeit:
- 5 Minuten

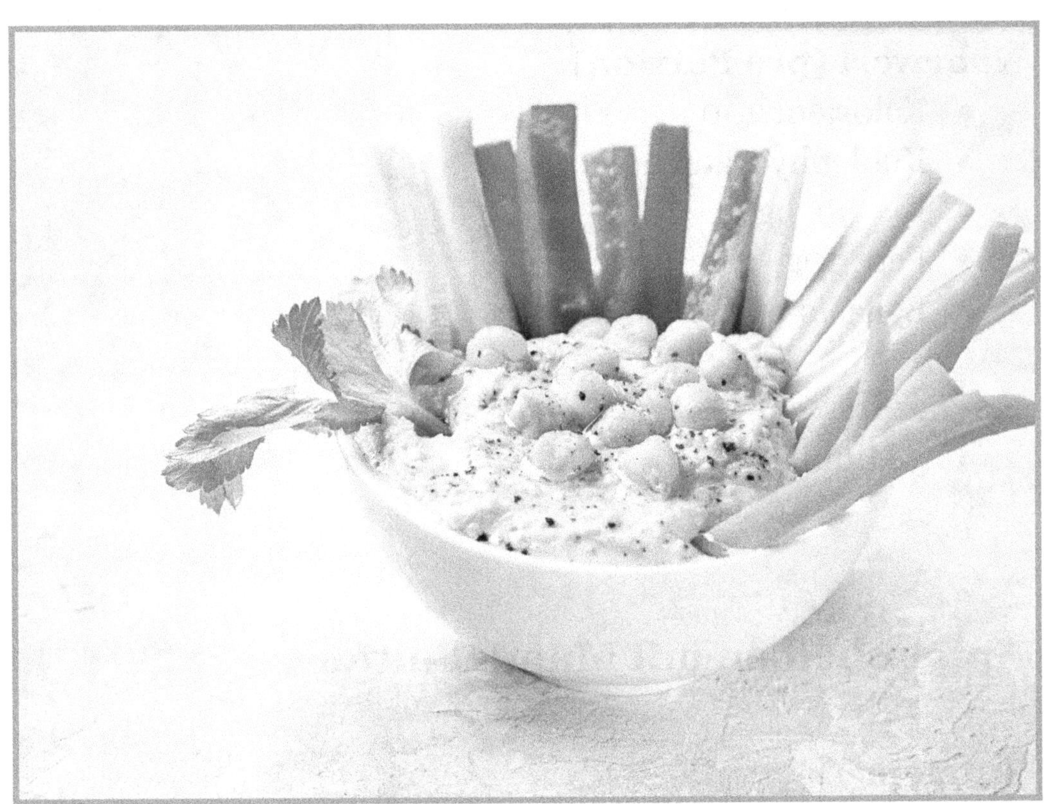

Gemüsesticks mit Hummus

Zutaten:
- 1/2 Tasse Hummus
- 1 Karotte, in Stifte geschnitten
- 1 Selleriestange, in Stifte geschnitten
- 1/2 Gurke, in Stifte geschnitten
- 1 Paprika, in Streifen geschnitten

Vorbereitungsmethode:
1. Karotten-, Sellerie-, Gurken- und Paprikasticks auf einem Teller anrichten.
2. Mit Hummus zum Dip servieren.

Nährwert (pro Portion):
- Kalorien: 200
- Kohlenhydrate: 20g
- Eiweiß: 6g
- Fett: 10g
- Ballaststoffe: 7 g

Kochzeit:
- 5 Minuten

Apfelscheiben mit Mandelbutter

Zutaten:
- 1 mittelgroßer Apfel, in Scheiben geschnitten
- 2 Esslöffel Mandelbutter

Vorbereitungsmethode:

1. Den Apfel entkernen und in dünne Spalten schneiden.

2. Streichen Sie Mandelbutter auf jede Apfelscheibe oder servieren Sie sie zum Dippen dazu.

Nährwert (pro Portion):

- Kalorien: 200
- Kohlenhydrate: 24g
- Eiweiß: 4g
- Fett: 10g
- Ballaststoffe: 4 g

Kochzeit:

- 5 Minuten

Hüttenkäse mit Ananas

Zutaten:

- 1 Tasse fettarmer Hüttenkäse
- 1/2 Tasse frische Ananasstücke

Vorbereitungsmethode:

1. Hüttenkäse in eine Schüssel geben.

2. Mit Ananasstücken garnieren und servieren.

Nährwert (pro Portion):

- Kalorien: 160
- Kohlenhydrate: 18g
- Eiweiß: 16g
- Fett: 4g

- Ballaststoffe: 2 g

Kochzeit:
- 5 Minuten

Avocado-Tomaten-Salsa

Zutaten:
- 1 reife Avocado, gewürfelt
- 1 mittelgroße Tomate, gewürfelt
- 1/4 rote Zwiebel, fein gehackt
- 1 Esslöffel frischer Koriander, gehackt
- 1 Esslöffel Limettensaft
- Salz und Pfeffer nach Geschmack

Vorbereitungsmethode:
1. Geben Sie gewürfelte Avocado, Tomate, rote Zwiebel und Koriander in eine Schüssel.
2. Mit Limettensaft beträufeln und mit Salz und Pfeffer würzen.
3. Vorsichtig vermischen und mit Vollkorncrackern oder pur servieren.

Nährwert (pro Portion):
- Kalorien: 150
- Kohlenhydrate: 12g
- Eiweiß: 2g
- Fett: 12g
- Ballaststoffe: 6 g

- 10 Minuten

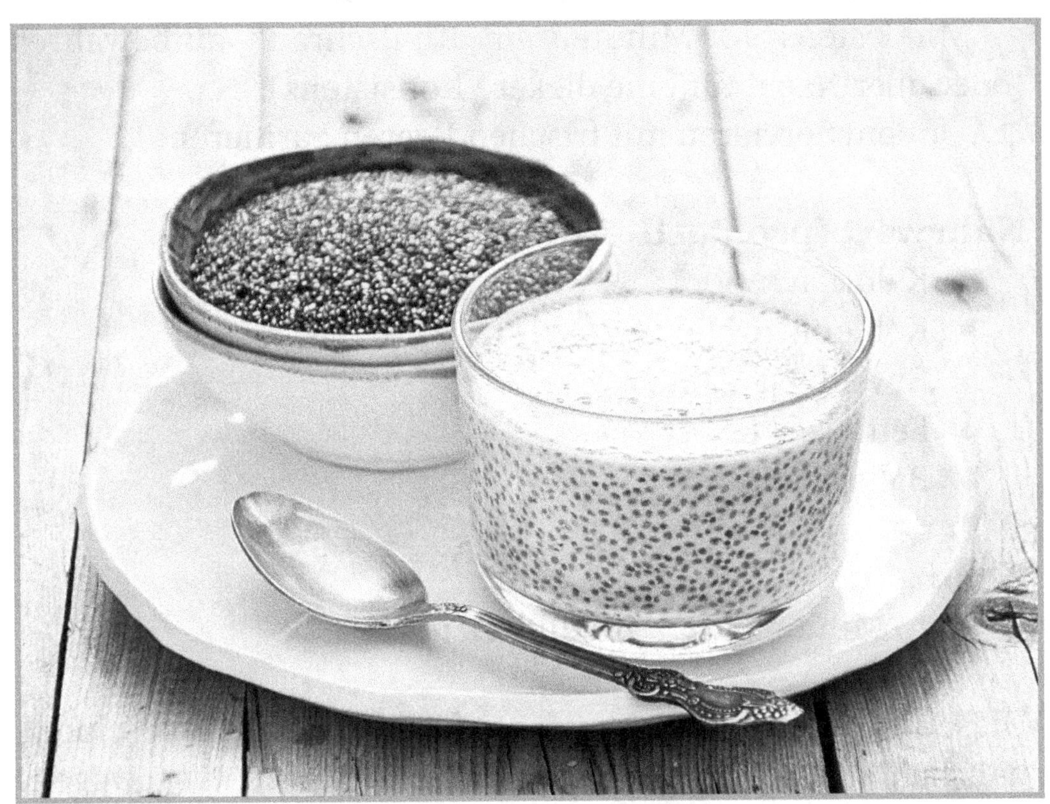

Chia-Samen Pudding

Zutaten:

- 1/4 Tasse Chiasamen
- 1 Tasse ungesüßte Mandelmilch
- 1 Teelöffel Vanilleextrakt
- 1 Esslöffel Honig oder Ahornsirup (optional)
- 1/4 Tasse frische Beeren (für den Belag)

Vorbereitungsmethode:

1. In einer Schüssel Chiasamen, Mandelmilch, Vanilleextrakt und Honig (falls verwendet) vermischen.

2. Gut umrühren und 5 Minuten ruhen lassen. Noch einmal umrühren, um ein Verklumpen zu verhindern.

3. Mindestens 10 Minuten im Kühlschrank aufbewahren (oder über Nacht für eine dickere Konsistenz).

4. Vor dem Servieren mit frischen Beeren garnieren.

Nährwert (pro Portion):

- Kalorien: 200
- Kohlenhydrate: 24g
- Eiweiß: 6g
- Fett: 9g
- Ballaststoffe: 10 g

Kochzeit:

- 10 Minuten (zzgl. Abkühlzeit)

Diese 10-minütigen Snackrezepte für Diabetiker sind schnell, nahrhaft und lecker. Jedes Rezept bietet eine ausgewogene Mischung aus Kohlenhydraten, Proteinen und gesunden Fetten und ist somit perfekt für die Regulierung des Blutzuckerspiegels geeignet und stillt gleichzeitig Ihren Appetit auf Snacks. Integrieren Sie diese Snacks in Ihren Alltag, um Ihren Diabetesplan auf gesunde und bequeme Weise einzuhalten.

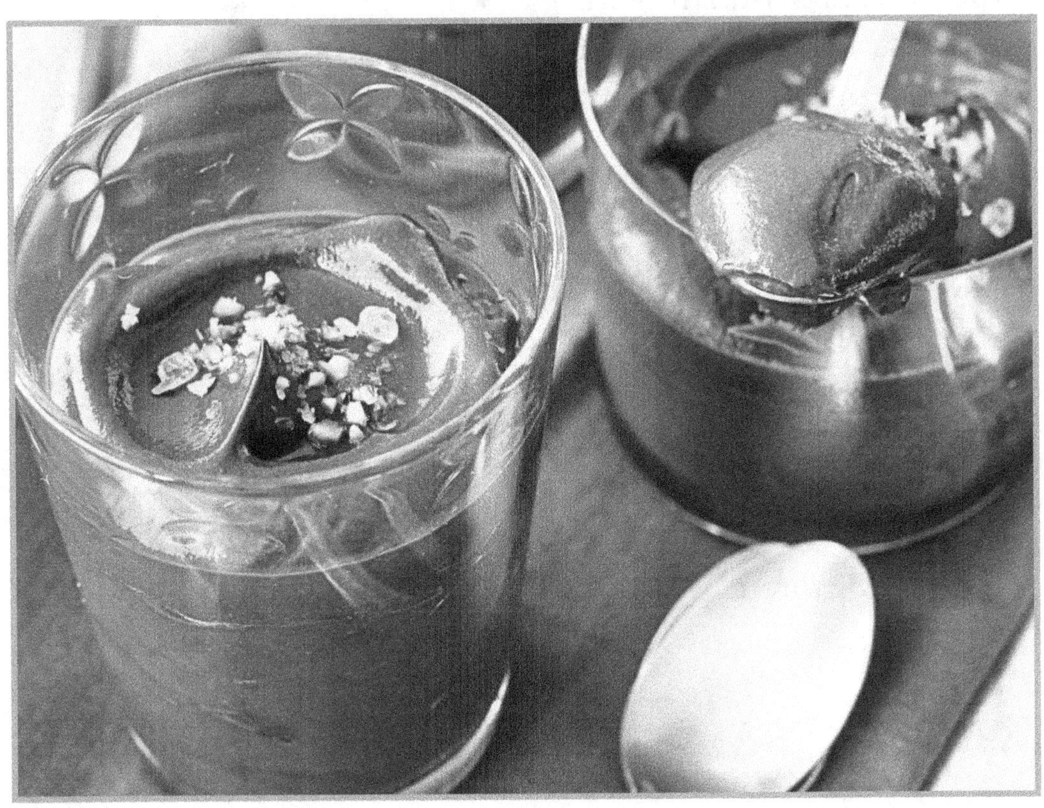

Schokolade-Avocado-Pudding

Zutaten:

- 2 reife Avocados
- 1/4 Tasse ungesüßtes Kakaopulver
- 1/4 Tasse ungesüßte Mandelmilch
- 1/4 Tasse zuckerfreier Süßstoff (wie Stevia oder Erythrit)
- 1 Teelöffel Vanilleextrakt
- Prise Salz

Vorbereitungsmethode:

1. Geben Sie das Avocadofleisch in einen Mixer.
2. Kakaopulver, Mandelmilch, Süßstoff, Vanilleextrakt und eine Prise Salz hinzufügen.
3. Mixen, bis die Masse glatt und cremig ist.
4. Sofort servieren oder für eine festere Konsistenz kühlen.

Nährwert (pro Portion):

- Kalorien: 180
- Kohlenhydrate: 14g
- Eiweiß: 3g
- Fett: 15g
- Ballaststoffe: 7 g

Kochzeit:

- 10 Minuten

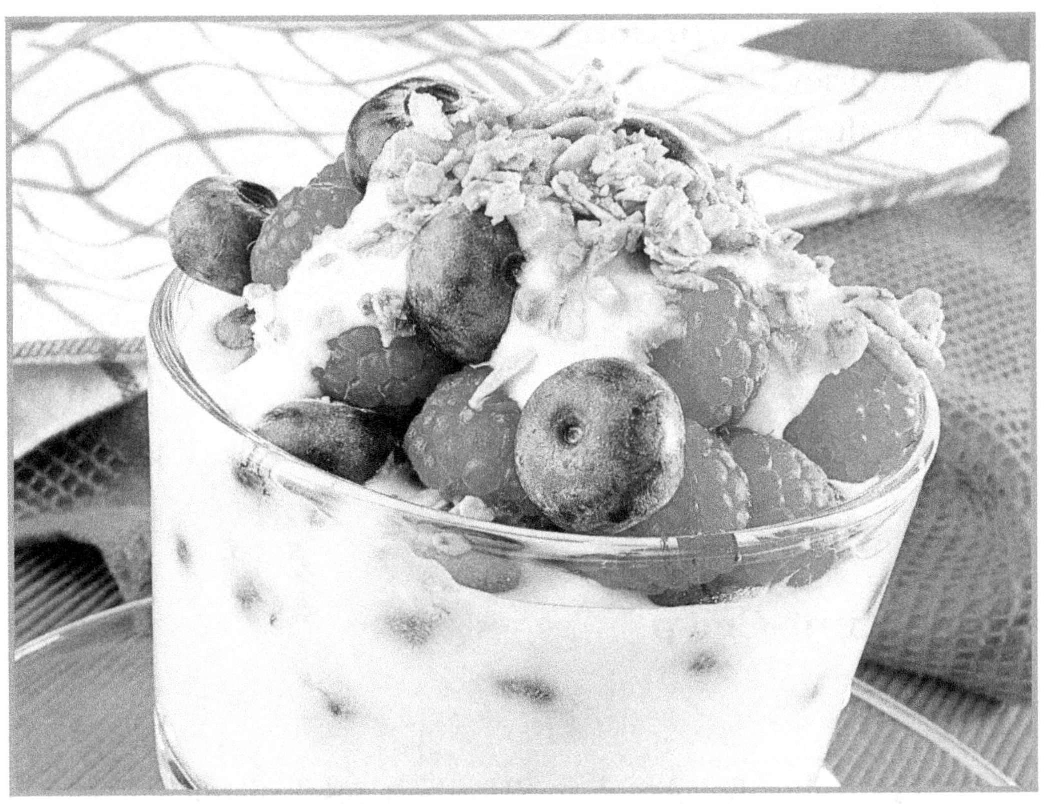

Beeren-Joghurt-Parfait

Zutaten:
- 1 Tasse einfacher griechischer Joghurt (fettfrei)
- 1/2 Tasse gemischte Beeren (Blaubeeren, Himbeeren, Erdbeeren)
- 1 Esslöffel Chiasamen
- 1 Esslöffel zuckerfreies Müsli

Vorbereitungsmethode:
1. Schichten Sie griechischen Joghurt in ein Servierglas.
2. Gemischte Beeren und Chiasamen hinzufügen.
3. Mit zuckerfreiem Müsli toppen.
4. Sofort servieren.

Nährwert (pro Portion):

- Kalorien: 150
- Kohlenhydrate: 18g
- Eiweiß: 12g
- Fett: 4g
- Ballaststoffe: 5 g

Kochzeit:

- 5 Minuten

Apfel-Zimt-Crisp

Zutaten:

- 1 mittelgroßer Apfel, in Scheiben geschnitten
- 1 Esslöffel Mandelmehl
- 1 Esslöffel Haferflocken
- 1/2 Teelöffel gemahlener Zimt
- 1 Teelöffel zuckerfreier Süßstoff (wie Stevia oder Erythrit)
- 1 Esslöffel gehackte Nüsse (Mandeln, Walnüsse)
- 1 Teelöffel Kokosöl

Vorbereitungsmethode:

1. Den Backofen auf 175 °C (350 °F) vorheizen.
2. Apfelscheiben in einer kleinen Auflaufform anordnen.
3. In einer Schüssel Mandelmehl, Haferflocken, Zimt, Süßstoff und gehackte Nüsse vermischen.
4. Kokosöl hinzufügen und krümelig verrühren.
5. Die Mischung über die Apfelscheiben streuen.
6. 10 Minuten backen oder bis der Belag goldbraun ist.

Nährwert (pro Portion):

- Kalorien: 140
- Kohlenhydrate: 22g
- Eiweiß: 2g
- Fett: 7g
- Ballaststoffe: 4 g

Kochzeit:

- 10 Minuten

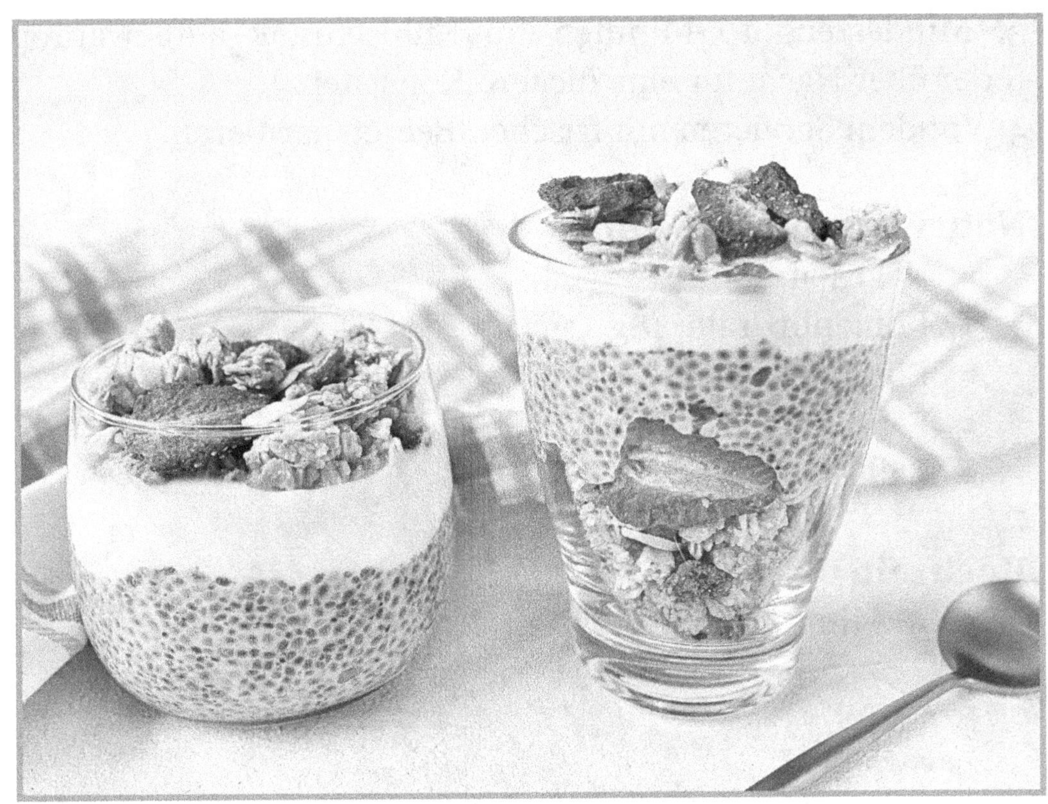

Chiasamenpudding mit Mandelmilch

Zutaten:

- 1/4 Tasse Chiasamen
- 1 Tasse ungesüßte Mandelmilch
- 1 Teelöffel Vanilleextrakt
- 1 Esslöffel zuckerfreier Süßstoff (wie Stevia oder Erythrit)
- 1/4 Tasse frische Beeren (für den Belag)

Vorbereitungsmethode:

1. Chiasamen, Mandelmilch, Vanilleextrakt und Süßstoff in einer Schüssel vermischen.

2. Gut umrühren und 5 Minuten ruhen lassen. Noch einmal umrühren, um ein Verklumpen zu verhindern.

3. Mindestens 10 Minuten im Kühlschrank aufbewahren (oder über Nacht für eine dickere Konsistenz).

4. Vor dem Servieren mit frischen Beeren garnieren.

Nährwert (pro Portion):

- Kalorien: 150
- Kohlenhydrate: 18g
- Eiweiß: 5g
- Fett: 8g
- Ballaststoffe: 10 g

Kochzeit:

- 10 Minuten (zzgl. Abkühlzeit)

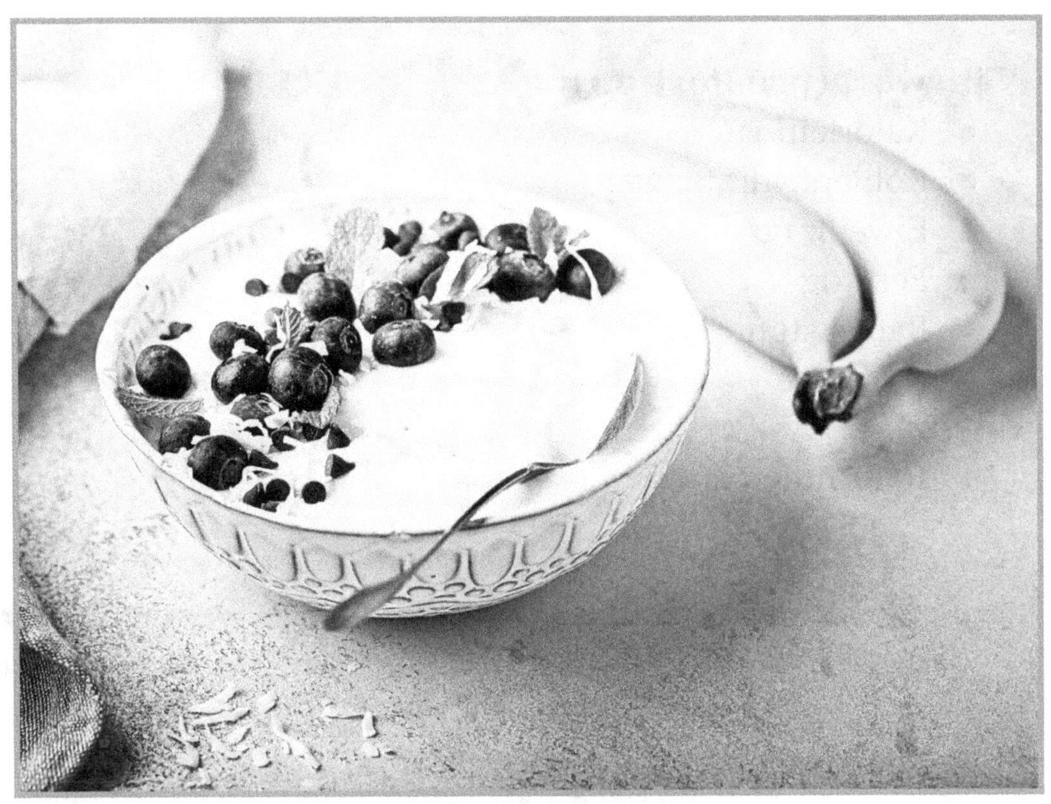

Erdbeer-Bananen-Nicecream

Zutaten:
- 2 gefrorene Bananen
- 1 Tasse gefrorene Erdbeeren
- 1/2 Tasse ungesüßte Mandelmilch
- 1 Teelöffel Vanilleextrakt

Vorbereitungsmethode:
1. Geben Sie gefrorene Bananen und Erdbeeren in einen Mixer.
2. Mandelmilch und Vanilleextrakt hinzufügen.
3. Mixen, bis die Masse glatt und cremig ist.
4. Sofort servieren oder für eine festere Konsistenz einfrieren.

Nährwert (pro Portion):

- Kalorien: 110
- Kohlenhydrate: 27g
- Eiweiß: 1g
- Fett: 0g
- Ballaststoffe: 4 g

Kochzeit:

- 10 Minuten

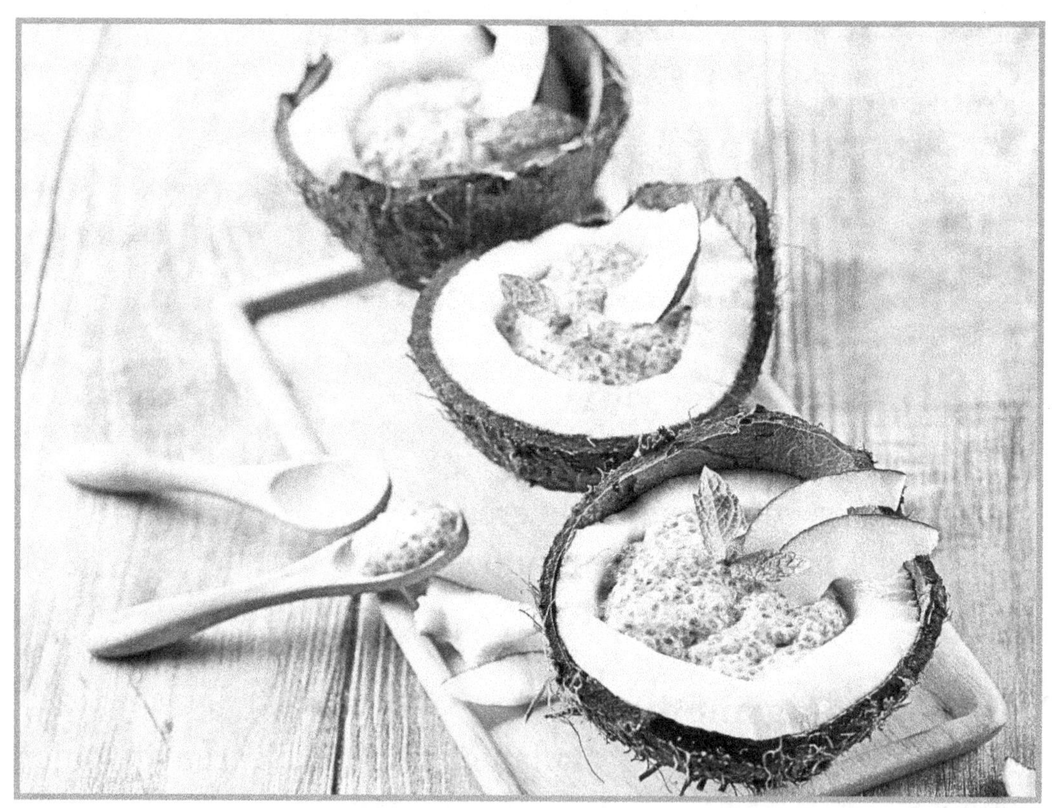

Kokos-Chia-Pudding

Zutaten:

- 1/4 Tasse Chiasamen
- 1 Tasse leichte Kokosmilch
- 1 Esslöffel zuckerfreier Süßstoff (wie Stevia oder Erythrit)
- 1 Teelöffel Vanilleextrakt
- 1 Esslöffel ungesüßte Kokosraspeln

Vorbereitungsmethode:

1. Chiasamen, Kokosmilch, Süßstoff und Vanilleextrakt in einer Schüssel vermischen.

2. Gut umrühren und 5 Minuten ruhen lassen. Noch einmal umrühren, um ein Verklumpen zu verhindern.

3. Mindestens 10 Minuten im Kühlschrank aufbewahren (oder über Nacht für eine dickere Konsistenz).

4. Vor dem Servieren mit ungesüßten Kokosraspeln bestreuen.

Nährwert (pro Portion):
- Kalorien: 160
- Kohlenhydrate: 12g
- Eiweiß: 4g
- Fett: 10g
- Ballaststoffe: 8 g

Kochzeit:
- 10 Minuten (zzgl. Abkühlzeit)

Diese 10-minütigen Dessertrezepte für Diabetiker sind schnell zubereitet und köstlich sättigend. Jedes Rezept ist so konzipiert, dass es einen süßen Leckerbissen bietet, ohne den Blutzuckerspiegel in die Höhe zu treiben. Damit sind sie perfekt für die Behandlung von Diabetes geeignet und bieten gleichzeitig eine Vielzahl von Geschmacksrichtungen.

Integrieren Sie diese Desserts in Ihren Speiseplan, um Ihre Lust auf Süßes auf gesunde und bequeme Weise zu befriedigen.

Abschluss

Der Einstieg in die Diabetesbehandlung durch Ernährung kann entmutigend sein, aber mit dem „10-Minuten-Diabetes-Diät-Kochbuch für Anfänger" wird es zu einer zugänglichen und angenehmen Erfahrung. Dieses Kochbuch bietet eine große Auswahl an Rezepten, die nicht nur schnell und einfach zuzubereiten sind, sondern auch ernährungsphysiologisch ausgewogen sind, um den Blutzuckerspiegel effektiv zu regulieren. Von herzhaften Frühstücken über sättigende Abendessen bis hin zu köstlichen Desserts ist jedes Rezept darauf ausgelegt, Ihre Gesundheitsziele zu unterstützen, ohne Kompromisse bei Geschmack oder Bequemlichkeit einzugehen.

Eine diabetikerfreundliche Ernährung bedeutet nicht, dass Sie auf Geschmack verzichten oder Stunden in der Küche verbringen müssen. Diese Rezepte zeigen, dass Sie in nur 10 Minuten köstliche, gesunde Mahlzeiten genießen können, sodass es einfacher ist, sich auch bei einem vollen Terminkalender an einen gesunden Ernährungsplan zu halten. Indem Sie sich auf nährstoffreiche Zutaten, Portionskontrolle und ausgewogene Makronährstoffe konzentrieren, können Sie Ihren Diabetes in den Griff bekommen und Ihr allgemeines Wohlbefinden verbessern.

Denken Sie daran, dass jeder kleine Schritt hin zu einer besseren Ernährung einen erheblichen Einfluss auf Ihre Gesundheit haben kann. Der Weg dorthin mag manchmal schwierig erscheinen, aber mit den richtigen Werkzeugen und der richtigen Einstellung können Sie dauerhafte Erfolge erzielen. Lassen Sie sich von der Vielfalt an Aromen und

Texturen, die dieses Kochbuch bietet, inspirieren und experimentieren Sie mit Ihren eigenen gesunden Gerichten.

Sie haben die Macht, positive Veränderungen in Ihrem Leben herbeizuführen. Lassen Sie dieses Kochbuch Ihr Leitfaden und Ihre Motivation sein, eine 10-Minuten-Diät für Diabetiker anzunehmen und sich daran zu gewöhnen. Mit Beständigkeit und Hingabe können Sie ein gesünderes, glücklicheres Leben genießen und gleichzeitig Ihren Diabetes effektiv in den Griff bekommen. Fangen Sie also noch heute an und entdecken Sie die Freude an schnellen, nahrhaften und köstlichen Mahlzeiten, die Ihre Gesundheitsziele unterstützen.